Nursing of Stomatology

口腔护理学

学习指导与习题

（第四版）

主　编　赵佛容　毕小琴

编　委　（以姓氏笔画为序）

邓立梅　四川大学华西口腔医院
王　鸣　首都医科大学附属北京口腔医院
王春丽　北京大学口腔医院
古文珍　中山大学光华口腔医学院附属口腔医院
毕小琴　四川大学华西口腔医院
李秀娥　北京大学口腔医院
林　洁　四川大学华西口腔医院
赵佛容　四川大学华西口腔医院
袁卫军　上海交通大学医学院附属第九人民医院
高玉琴　中国医科大学附属口腔医学院
徐庆鸿　四川大学华西口腔医院
徐佑兰　武汉大学口腔医院
鲁　喆　四川大学华西口腔医院
曾琪芸　四川西南航空职业学院

其他编写者　（以姓氏笔画为序）

左　珺　冯　婷　张玉革　陈丽先　吴　玲　李　晶
宣　岩　梁　彦　熊茂婧

复旦大学出版社

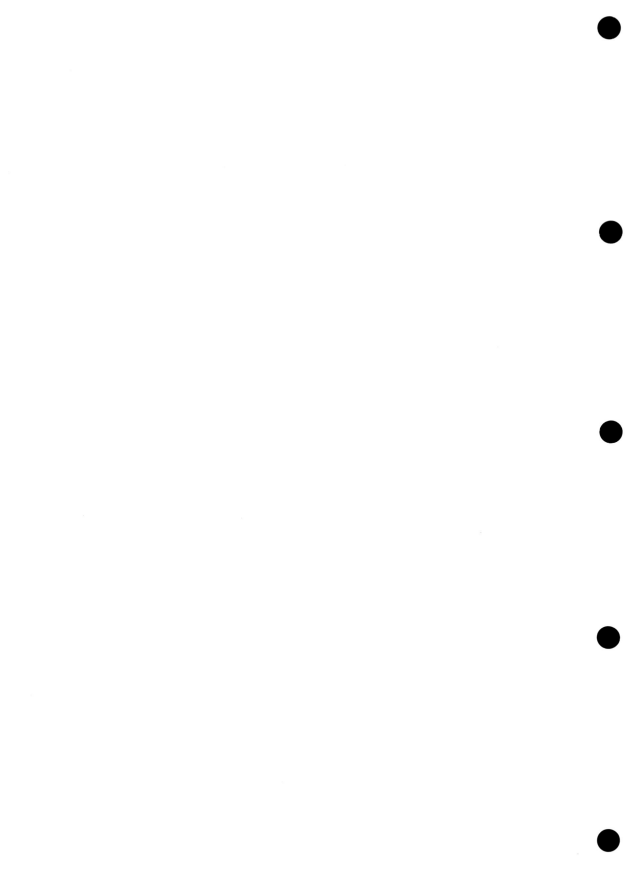

前　　言

　　本书是高等教育"十一五"国家级规划教材《口腔护理学》(第四版)的配套教学辅导书。编写的主要目的是帮助学生明确学习目的和要求,更好地理解重点和难点,便于自学与复习,进一步提高学生分析、判断、解决临床问题的能力。

　　本书以章为单元,每章的主要内容包括学习目的与要求、重点与难点、自测题和参考答案。

　　自测题的题型包括填空题、选择题、名词解释、简答题以及病例分析,其中选择题又分为 A 型题和 X 型题。A 型题即为单项选择题。X 型题为多项选择题,由 1 个题干和 5 个备选答案组成,有 2 个或以上正确答案,少选或多选均不得分。自测题的主要目的是为了使学生通过对习题的解答,强化对专业知识的理解和记忆,帮助学生澄清与明辨可能混淆的临床问题,训练学生分析判断能力,从而夯实专业基础,提高专业技能。

　　本书可用作护理专业教材,也可供口腔专科教师、口腔专科护士等参考。可帮助学生预习、复习与巩固专业知识理论,也可协助教师备课及追踪授课效果,帮助临床口腔专科护士巩固知识。

　　衷心感谢参加本书编写的所有编委和编者！由于水平和时间有限,书中不足之处在所难免,恳请广大读者指正与赐教。

赵佛容　毕小琴
2022 年 6 月

目 录
Contents

第一章　绪论 ··· 1

第二章　口腔预防保健 ·· 7

第三章　口腔内科病人的护理 ·· 9

第四章　口腔修复病人的护理 ··· 15

第五章　错𬌗畸形病人的护理 ··· 23

第六章　儿童口腔疾病病人的护理 ·· 29

第七章　口腔种植病人的护理 ··· 33

第八章　口腔常见急救护理处置 ··· 37

第九章　口腔颌面外科病人的护理 ·· 45

第十章　口腔医院感染护理管理 ··· 67

参考答案 ·· 71

第一章 绪 论

● 学习目的与要求

1. 掌握口腔护理工作的任务及特点。
2. 熟悉口腔的解剖生理、口腔四手操作技术、口腔器械的传递与交换。
3. 了解口腔护理发展史。
4. 能运用所学知识在口腔四手操作中传递与交换器械。

● 重点与难点

1. 口腔护理工作的特点。
2. 上颌骨四突的应用解剖生理。
3. 口底的应用解剖生理。
4. 牙体组织的应用解剖生理。
5. 牙周组织的应用解剖生理。
6. 四手操作技术口腔器械的传递与交换。
7. 下颌骨的解剖特点。
8. 颌面部血管、神经的应用解剖生理。
9. 口腔颌面部检查。
10. 四手操作技术中吸引器的使用。

自 测 题

一、A 型题(单选)

1. 世界牙科医学会在巴黎召开的时间为( )。
   A. 1880 年　　　　　　　　　　B. 1889 年
   C. 1892 年　　　　　　　　　　D. 1896 年
2. 1918 年,我国在( )创立了七年制牙科学博士教育点。
   A. 北京　　　　B. 上海　　　　C. 成都　　　　D. 湖北

3. 眶下孔下方、尖牙与前磨牙的上方骨面有一深窝,称为(　　)。
   A. 梨状窝　　　　　B. 尖牙窝　　　　　C. 牙槽窝　　　　　D. 扁桃体窝
4. 乳牙萌出的时间为出生后(　　)。
   A. 3~4个月　　　　　　　　　　　　　B. 4~5个月
   C. 6~8个月　　　　　　　　　　　　　D. 10~12个月
5. 实施口腔四手操作技术时,护士的座位应比医师座位高出(　　)。
   A. 5~8 cm　　　B. 10~15 cm　　　C. 18~20 cm　　　D. 20~30 cm
6. 眶下孔位于下缘中点下方(　　)。
   A. 0.1~0.3 cm　　B. 0.3~0.6 cm　　C. 0.5~0.8 cm　　D. 0.9~1.1 cm
7. 关于上颌骨的四突,下列选项正确的是(　　)。
   A. 额突、颧突、牙槽突、腭突
   B. 额突、喙突、牙槽突、腭突
   C. 额突、髁状突、牙槽突、腭突
   D. 额突、茎突、牙槽突、腭突
8. 下颌骨的血液供应主要来自(　　)。
   A. 上牙槽动脉　　B. 下牙槽动脉　　C. 舌动脉　　　　D. 颌外动脉
9. 龈沟的正常深度应小于(　　)。
   A. 2 mm　　　　B. 3 mm　　　　C. 4 mm　　　　D. 5 mm
10. 正常牙齿的活动度可达(　　)。
    A. 1 mm　　　　B. 2 mm　　　　C. 3 mm　　　　D. 4 mm
11. 牙齿Ⅱ度松动的幅度是(　　)。
    A. <1 mm　　　B. 1~2 mm　　　C. 2.5 mm　　　D. 3 mm
12. 检查上颌时下牙𬌗面与地面呈(　　)。
    A. 20°~35°　　B. 45°~65°　　C. 30°~40°　　D. 65°~80°
13. 医师为病人治疗口腔疾患时应站在病人的(　　)。
    A. 左前方　　　B. 左后方　　　C. 右前方　　　D. 右后方
14. 采用扪诊检查口底占位性病变时,检查顺序是(　　)。
    A. 由前向后　　B. 由后向前　　C. 由左向右　　D. 由右向左
15. 下颌关系检查的目的是检查(　　)。
    A. 关节运动是否正常　　　　　　　　B. 外耳道是否正常
    C. 面部是否正常　　　　　　　　　　D. 唾液腺是否正常
16. 3对大的唾液腺分别是(　　)。
    A. 腮腺、唇腺、颊腺　　　　　　　　B. 腮腺、下颌下腺、舌下腺
    C. 腮腺、颊腺、舌下腺　　　　　　　D. 腮腺、腭腺、舌下腺

17. 张口受限常见于(　　)。
　　A. 翼外肌痉挛　　　　　　　　　　B. 翼外肌功能亢进
　　C. 翼内肌痉挛　　　　　　　　　　D. 翼内肌功能衰退
18. 检查颞下颌关节,医师常站在病人的(　　)。
　　A. 前方　　　　B. 后方　　　　C. 左侧　　　　D. 右侧
19. 关节后区损伤的病人,压痛的部位是(　　)。
　　A. 喙突　　　　B. 髁状突后　　　C. 牙槽突　　　D. 额突
20. 面部检查主要采取(　　)方式。
　　A. 听诊和望诊　　　　　　　　　　B. 视诊和触诊
　　C. 听诊和视诊　　　　　　　　　　D. 闻诊和触诊
21. 口腔器械传递最常用的方法是(　　)。
　　A. 握笔式直接传递法　　　　　　　B. 掌拇握式传递法
　　C. 掌式握持传递法　　　　　　　　D. 平行器械传递法
22. 口腔器械交换最常用的方法是(　　)。
　　A. 单手器械交换法　　　　　　　　B. 双手器械交换法
　　C. 平行器械交换法　　　　　　　　D. 旋转器械交换法
23. 施行口腔治疗时,医师的眼与病人口腔的距离应该保持(　　)。
　　A. 10～15 cm　　　　　　　　　　B. 20～25 cm
　　C. 36～46 cm　　　　　　　　　　D. 50～60 cm
24. 实施四手操作技术时,医师工作区的最佳位置是(　　)。
　　A. 5 点　　　　B. 11 点　　　　C. 12 点　　　　D. 2 点
25. 下列(　　)不是口腔颌面部的生理功能。
　　A. 表情　　　　B. 咀嚼　　　　C. 味觉　　　　D. 嗅觉

二、X型题(5个选项中至少有2个或以上是正确的)

1. 上颌骨的四突是指(　　)。
　　A. 额突　　　　　　B. 颧突　　　　　　C. 牙槽突
　　D. 腭突　　　　　　E. 喙突
2. 下颌骨最易发生骨折的部位是(　　)。
　　A. 正中联合　　　　B. 颏孔区　　　　　C. 牙槽突
　　D. 下颌角　　　　　E. 髁状突
3. 颞下颌关节由(　　)结构组成。
　　A. 下颌骨髁状突　　B. 颞骨关节面　　　C. 关节盘
　　D. 关节囊　　　　　E. 关节韧带

4. 唾液腺包括(　　)。
   A. 腮腺　　　　　　B. 颌下腺　　　　　　C. 舌下腺
   D. 乳腺　　　　　　E. 汗腺
5. 牙体组织包括(　　)。
   A. 牙釉质　　　　　B. 牙骨质　　　　　　C. 牙本质
   D. 牙髓　　　　　　E. 牙冠

三、名词解释

1. 口腔前庭

2. 牙根

3. 牙周组织

4. 正中𬌗

5. 混合牙列期

6. 牙列

7. 咬合关系

四、简答题

1. 简述口腔护理工作的任务。

2. 简述四手操技术中器械传递时的注意事项。

3. 简述颞下颌关节的组成。

五、案例分析

1. 病人,男性,23 岁,因车祸导致颌面部颌下损伤就诊。当时病人意识清楚,自述轻度呼吸困难。体格检查可见:颌下皮肤 2 cm 伤口,局部肿胀。试分析病人轻度呼吸困难的原因,应采取哪种检查方法?

2. 王某,述张口有弹响,面部紧绷酸痛。请问如何为病人做口腔专科检查?

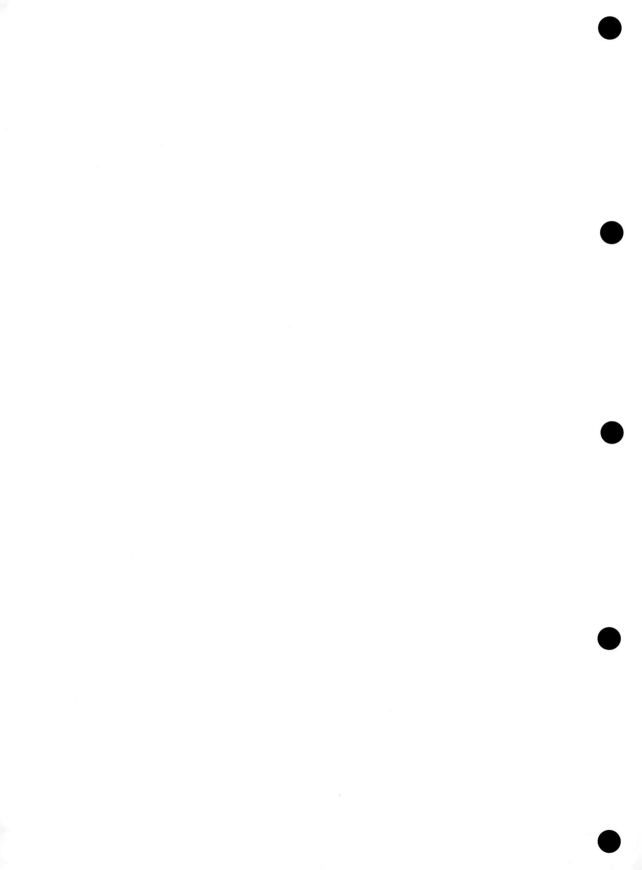

第二章　口腔预防保健

● 学习目的与要求
1. 掌握自我口腔保健方法、特定人群口腔保健的内容。
2. 熟悉龋病、牙周病的危险因素、三级预防方法及临床口腔预防技术。
3. 了解其他口腔疾病的预防。
4. 能运用所学知识对病人进行口腔健康指导。

● 重点与难点
1. 龋病的预防方法。
2. 临床口腔预防技术。
3. 牙周病局部相关危险因素的控制。
4. 自我口腔保健方法。
5. 特定人群口腔保健。

自测题

一、A 型题（单选）

1. 引起龋病的重要因素之一是（　　）。
   A. 缺钙　　　　　B. 病毒　　　　　C. 细菌　　　　　D. 咀嚼口香糖
2. 控制菌斑的方法中不能由病人自己操作的是（　　）。
   A. 牙签　　　　　B. 牙间刷　　　　C. 牙线　　　　　D. 龈上洁治术
3. 地方性氟中毒的氟源除饮水外，还有（　　）。
   A. 茶　　　　　　B. 药物　　　　　C. 消毒剂　　　　D. 生活燃煤

二、X 型题（5 个选项中至少有 2 个或以上是正确的）

1. 以下（　　）属于自我口腔保健方法。
   A. 使用含氟牙膏　　　　B. 刷牙、使用牙线　　　　C. 漱口

D. 养成良好的饮食习惯　　E. 锻炼身体
2. 控制牙周病局部危险因素的措施包括（　　　）。
　　　A. 改善食物嵌塞　　　　B. 提高宿主抵抗力　　　　C. 预防错𬌗畸形
　　　D. 去除牙石和菌斑　　　E. 刷牙
3. 预防妊娠期龈炎的正确措施是（　　　）。
　　　A. 孕前口腔检查　　　　B. 消除对牙周的不良刺激　C. 做好个人菌斑控制
　　　D. 养成良好的进食习惯　E. 漱口

三、名词解释

预防性树脂充填

四、简答题

简述龋病的三级预防的内容。

五、案例分析

病人，女性，27岁，孕9周，因刷牙、进食时牙龈出血数天就诊。评估：牙龈呈显著的炎性肿胀，探针易出血。临床诊断：妊娠期龈炎。

请列出该病人主要的护理诊断及护理措施。

第三章 口腔内科病人的护理

● 学习目的与要求

1. 掌握口腔内科疾病病人的评估及常规护理。
2. 掌握口腔内科护理操作技术。
3. 掌握龋病治疗的护理措施。
4. 掌握牙髓病和根尖周病病人的护理措施。
5. 掌握牙龈炎病人的护理措施。
6. 熟悉口腔内科常用药物、材料的性能和用途。
7. 熟悉口腔内科常用器械的用途和使用注意事项。
8. 熟悉牙周炎病人的护理措施。
9. 了解牙体硬组织非龋性疾病的护理措施。
10. 了解口腔黏膜病病人的护理措施。
11. 能运用所学知识配合医师完成龋病、牙髓病、根尖周病的临床诊疗工作。
12. 能运用所学知识配合医师完成牙周病的临床诊疗工作。
13. 能运用所学知识对牙龈炎、牙周炎病人进行针对性口腔健康指导。
14. 能运用所学知识指导病人掌握正确的口腔保健方法,养成良好的口腔卫生习惯。

● 重点与难点

1. 口腔内科疾病病人的护理常规。
2. 橡皮障隔湿术的护理操作技术。
3. 龋病充填治疗的护理措施。
4. 根管治疗术的护理措施。
5. 牙龈手术病人的护理措施。
6. 牙周病病人的口腔健康指导。

自 测 题

一、A型题(单选)

1. 作为含漱剂,过氧化氢溶液的浓度一般为( )。
   A. 1%　　　　B. 3%　　　　C. 1%～3%　　　　D. 5%
2. 氢氧化钙作为根管充填材料时主要用于( )。
   A. 牙根发育完成的恒牙　　　　B. 牙根尚未发育完成的恒牙
   C. 牙根发育完成的乳牙　　　　D. 牙根尚未发育完成的乳牙
3. 窝洞充填后多余的银汞合金应收集在盛有( )的器皿内。
   A. 饱和盐水　　　　B. 生理盐水
   C. 纯化水　　　　D. 蒸馏水
4. 临床上作为冲洗液的氯己定溶液浓度一般为( )。
   A. 1%　　　　B. 2%　　　　C. 3%　　　　D. 5%
5. 口腔黏膜念珠菌感染最常选用的含漱剂是( )。
   A. 3%～5%碳酸氢钠溶液　　　　B. 0.2%氯己定溶液
   C. 0.1%的依沙吖啶　　　　D. 0.5%聚维酮碘
6. 取出的玻璃离子水门汀粉剂和液剂放在调和板上时,两者相距约( )。
   A. <1 cm　　　　B. 1 cm　　　　C. 1～2 cm　　　　D. 2 cm
7. 橡皮布上两个牙位孔之间的间隔一般在( )左右。
   A. 1 mm　　　　B. 2 mm　　　　C. 3 mm　　　　D. 4 mm
8. 玻璃离子水门汀调和过程中应使用( )调和刀。
   A. 陶瓷　　　　B. 金属　　　　C. 塑料　　　　D. 橡胶
9. 病人口腔黏膜上发生直径>2 cm的损害,呈深红色,未高出黏膜的改变,这种临床病损称为( )。
   A. 斑片　　　　B. 溃疡　　　　C. 丘疹　　　　D. 斑
10. 化学固化型玻璃离子水门汀在充填后应涂布( )。
    A. 处理剂　　　　B. 黏结剂　　　　C. 防水剂　　　　D. 封闭剂

二、X型题(5个选项中至少有2个或以上是正确的)

1. 口腔内科常见、多发的疾病包括( )。
   A. 牙体硬组织疾病　　　　B. 牙髓病　　　　C. 牙周组织病
   D. 口腔黏膜病　　　　E. 错𬌗畸形

2. 橡皮障隔湿常规用物包括橡皮布、支架、打孔器，以及（　　）。
　　A. 金冠剪　　　　　　　B. 橡皮障夹　　　　　　C. 挖匙
　　D. 橡皮障夹钳　　　　　E. 牙科镊

3. 对病人的口腔健康状况评估应包括（　　）。
　　A. 口腔局部状况　　　　B. 口腔黏膜状况　　　　C. 牙体组织状况
　　D. 口腔卫生状况　　　　E. 口腔卫生习惯

4. 龋病常用的充填修复方法有（　　）。
　　A. 银汞合金修复术　　　B. 复合树脂黏结修复术
　　C. 根管修补术　　　　　D. 氧化锌丁香油修复术
　　E. 玻璃离子水门汀修复术

5. 常见的口腔黏膜疾病有（　　）。
　　A. 单纯疱疹　　　　　　B. 口腔念珠菌病　　　　C. 多形红斑
　　D. 复发性阿弗他溃疡　　E. 天疱疮

三、名词解释

1. 龋病

2. 楔状缺损

3. 牙髓切断术

4. 牙周病

四、简答题

1. 病人治疗过程中如何根据牙位调节灯光？

2. 银汞合金使用时的注意事项有哪些？

3. 材料调和操作技术的注意事项有哪些？

4. 牙龈病的治疗要点有哪些？

5. 超声洁牙器械的处理流程是什么？

五、案例分析

1. 病人,男性,30 岁,因进食过冷过热饮食牙齿产生酸痛感觉,尤其是冷刺激的时候酸痛明显,担心症状进一步加重来院就诊。主诉当刺激去除时症状就会消失,无刺激时无症状。检查显示:16 咬合面有明显龋洞,洞内为黄褐色腐质,叩痛(一)。临床诊断:中龋。请列出病人的主要护理诊断/护理问题及复合树脂黏结修复术的护理措施。

2. 病人,女,45 岁。主诉右下后牙自发性疼痛 1 天,时而缓解,时而加重,向右耳颞部放散;夜间疼痛加剧。检查显示:47 深龋洞,探痛(++),冷测(++),叩(一),余牙无异常。请列出病人可能的诊断。根据此疾病的特点,主要的护理诊断/护理问题有哪些?

3. 病人,女,53 岁。近 2 日来舌尖可见数个圆形小溃疡,直径 5 mm 左右,周围有红晕。主诉灼痛明显,说话、进食时疼痛加重。口腔黏膜反复溃疡 10 余年,一般 10 天左右自愈。病人无明显全身症状。请说出病人可能的诊断及护理措施。

第四章 口腔修复病人的护理

● 学习目的与要求

1. 掌握口腔修复病人的评估及常规护理、口腔修复护理操作技术。牙体缺损、牙列缺损、牙列缺失病人的护理措施及健康指导。
2. 熟悉口腔修复科常用药物材料的性能和用途、口腔修复科常用器械的用途和使用注意事项。牙体缺损、牙列缺损、牙列缺失病人的护理评估。
3. 了解牙体缺损、牙列缺损、牙列缺失病人的病因及机制。颌面缺损病人的护理。
4. 能正确识记口腔修复科常用药物、材料及器械。
5. 能正确叙述桩核、冠核、桩蜡型的制作方法。
6. 能正确叙述固定义齿修复病人的心理护理内容。
7. 能正确叙述可摘局部义齿修复的操作步骤及护理措施。
8. 能正确叙述可摘局部义齿修复健康指导内容。
9. 能正确叙述全口义齿的固位原理。
10. 能正确叙述全口义齿修复健康指导内容。
11. 能正确叙述颌骨缺损病人的印模制取方法。
12. 能运用护理评估知识,对口腔修复治疗病人做出正确的评估。

● 重点与难点

1. 口腔修复科常用药物、材料及器械的名称用途。
2. 口腔修复护理操作技术。
3. 牙体缺损、牙列缺损、牙列缺失的定义及修复体类型。
4. 各类修复治疗的护理措施及健康指导内容。

自 测 题

一、A 型题(单选)

1. 阿替卡因肾上腺注射液为局部麻醉剂,其中添加的肾上腺素浓度为(　　)。

A. 1∶5 000　　　　　　　　　　B. 1∶100 000
   C. 1∶150 000　　　　　　　　　D. 1∶200 000

2. 主要用于口内或模型上制作基台、𬌗堤、人工牙等蜡模的材料是(　　)。
   A. 嵌体蜡　　　B. 黏蜡　　　C. 红蜡片　　　D. 皱纹蜡

3. 超硬石膏适用于(　　)模型的灌注。
   A. 可摘局部义齿　B. 全口义齿　C. 研究模型　D. 固定义齿

4. 藻酸盐分离剂主要在(　　)情况下使用。
   A. 分离基托蜡与石膏　　　　　B. 分离自凝树脂与石膏
   C. 分离自凝树脂与牙体组织　　D. 分离凝固树脂与基托蜡

5. 关于藻酸盐粉剂印模材料的调和速度和完成时间正确的是(　　)。
   A. 每分钟 100 转(100 r/min)左右,30 s 完成
   B. 每分钟 200 转(200 r/min)左右,30 s 完成
   C. 每分钟 100 转(100 r/min)左右,60 s 完成
   D. 每分钟 200 转(200 r/min)左右,60 s 完成

6. 下列适合使用羧酸锌黏固剂黏固的是(　　)。
   A. 嵌体　　　B. 全冠　　　C. 桩核　　　D. 活髓牙

7. 下列材料使用后应用乙醇清洗的是(　　)。
   A. 磷酸锌黏固剂　　　　　　　B. 聚羧酸锌黏固剂
   C. 氧化锌丁香酚黏固剂　　　　D. 玻璃离子黏固剂

8. 自凝树脂在口内直接进行义齿重衬时,接触自凝树脂的口腔软组织应涂布(　　)药物,以免树脂聚合时产热灼伤黏膜。
   A. 75%乙醇　　B. 液状石蜡　　C. 1%碘伏　　D. 甲紫溶液

9. 有一例病人 11|23 类缺失,取印模时材料主要放置于托盘的(　　)。
   A. 前份　　　B. 中份　　　C. 后份　　　D. 左右部分

10. 调和磷酸锌黏固剂时正确的做法是(　　)。
    A. 粉剂应一次加入液体中调和　　B. 粉剂应分两次加入液体中调和
    C. 粉剂应逐次加入液体中调和　　D. 液体应加入粉剂中调和

11. 调和磷酸锌黏固剂时,在液体中加入第一份粉剂后,正确的做法是(　　)。
    A. 顺时针方向小范围调和　　　　B. 逆时针方向小范围调和
    C. 顺着一个方向大范围地旋转推开调和　D. 折叠调和

12. 调和磷酸锌黏固剂用于黏固冠桥时应调和成(　　)形状。
    A. 面团状　　B. 糊状　　C. 稠糊状　　D. 丝状

13. 牙体缺损最常见的原因是(　　)。
    A. 龋病　　　B. 外伤　　　C. 磨损　　　D. 楔状缺损

14. 弹性印模材料灌注成石膏模型后,脱模的方向是(   )。
   A. 顺着牙长轴方向   B. 与地面垂直   C. 往后用力   D. 往前用力
15. 桩核冠由(   )组成。
   A. 桩冠和全冠   B. 桩核和全冠   C. 桩核和嵌体   D. 桩和核
16. 弹性印模材料取印模后应及时灌注,其原因是(   )。
   A. 印模材料吸水,体积膨胀,影响模型的准确性
   B. 印模材料失水,体积收缩,影响模型的准确性
   C. 石膏失水,体积收缩,影响模型的准确性
   D. 石膏吸水,体积膨胀,影响模型的准确性
17. 行固定义齿修复的最佳修复时机应在拔牙后的(   )。
   A. 1个月后   B. 2个月后   C. 3个月后   D. 6个月后
18. 制取可摘局部义齿印模时,要求托盘与牙弓内外应保持(   )间隙。
   A. 1~2 mm   B. 2~3 mm   C. 3~4 mm   D. 5 mm
19. 有一例病人 24| 缺失,口内余牙牙冠正常,无倾斜,首选的修复方案应该是(   )。
   A. 可摘局部义齿   B. 双端固定桥   C. 单端固定桥   D. 半固定桥

二、X型题(5个选项中至少有2个或以上是正确的)

1. 阿替卡因肾上腺素注射液主要用于活髓牙的牙体预备,该药的优点是(   )。
   A. 起效快   B. 麻醉力强   C. 持续时间适宜
   D. 适合任何年龄段的病人使用   E. 无副作用
2. 藻酸钾粉剂印模材料的特点是(   )。
   A. 粒度细   B. 富有弹性
   C. 制取的印模精确度很高   D. 使用方便   E. 保存期长
3. 硅橡胶印模材料主要用于(   )。
   A. 烤陶冠桥   B. 精密附着体
   C. 可摘局部义齿的整铸支架   D. 种植义齿
   E. 记忆模型
4. "三无概念"包括(   )。
   A. 无痛治疗   B. 无交叉感染   D. 无缺牙期
   C. 无近远期损害   E. 无不良反应
5. 藻酸盐粉剂印模材料调和完成后上托盘的方式是(   )。
   A. 置于上颌托盘时将材料形成条状
   B. 置于下颌托盘时将材料形成团状

C. 置于上颌托盘时将材料形成团状

D. 置于下颌托盘时将材料形成条状

E. 以上方法均可

6. 调和石膏灌注印模时正确的方法是(　　)。

 A. 在盛有适量石膏的橡皮碗中加入水

 B. 按石膏60 g、水100 ml的比例取量

 C. 按同一方向搅拌

 D. 调和时间不应超过50 s

 E. 调和均匀后振动,逐出石膏中的空气泡

7. 金属烤瓷冠的特点是(　　)。

 A. 能恢复牙体的形态功能

 B. 抗折力强

 C. 颜色、外观逼真

 D. 色泽稳定、耐磨、光滑

 E. 有良好的生物相容性,属长久性修复

8. 牙体缺损修复体的类型有(　　)。

 A. 嵌体　　　　　　B. 全冠　　　　　　C. 金属烤瓷冠

 D. 核桩冠　　　　　E. 固定义齿

9. 铸造金属冠牙体预备步骤有(　　)。

 A. 𬌗面预备　　　　B. 颊舌面预备　　　C. 邻面预备

 D. 颈部肩台预备　　E. 精修完成

10. 牙体缺损如未及时治疗与修复,可能会对病人造成的不良影响有(　　)。

 A. 对牙体和牙髓组织的影响　　　B. 对牙周组织的影响

 C. 对咀嚼功能的影响　　　　　　D. 对美观和发音的影响

 E. 对面部表情的影响

11. 造成牙体缺损的常见原因有(　　)

 A. 龋病　　　　　　B. 牙周疾病　　　　C. 牙外伤

 D. 颌骨疾患　　　　E. 发育畸形

12. 固定义齿适合(　　)情况时的修复。

 A. 少数牙缺失,由两个桥基牙支持

 B. 任何部位缺牙,只要缺牙数目不多

 C. 任何部位缺牙,无论缺牙多少

 D. 多个牙游离缺失

 E. 以上情况都合适

13. 进行固定义齿修复时常用的取模方法是（　　）。
    A. 用高黏度和低黏度硅橡胶印模材料取复合印模
    B. 藻酸盐粉剂印模材料与琼脂材料取复合印模
    C. 印模膏与琼脂材料取复合印模
    D. 藻酸盐粉剂印模材料取工作印模
    E. 印模膏取工作印模
14. 制作全口义齿暂基托的材料有（　　）。
    A. 基托蜡片　　　　　B. 自凝树脂　　　　　C. 光固化树脂
    D. 印模膏　　　　　　E. 双臂卡
15. 可摘局部义齿的三臂卡环由（　　）组成。
    A. 卡列臂　　　　　　B. 卡环体　　　　　　C. 单臂卡
    D. 𬌗支托　　　　　　E. 双臂卡
16. 患有（　　）等疾病的病人不适合做可摘局部义齿。
    A. 咽炎　　　　　　　B. 牙周炎　　　　　　C. 胃炎
    D. 癫痫　　　　　　　E. 精神病
17. 制取无牙𬌗的印模材料有（　　）。
    A. 藻酸盐粉剂印模材料
    B. 硅橡胶印模材料
    C. 印模膏
    D. 琼脂材料
    E. 氧化锌丁香油糊剂
18. 金属烤瓷冠修复时，选色的正确做法是（　　）。
    A. 在自然光线下　　　B. 在灯光下　　　　　C. 结合病人肤色
    D. 结合病人年龄　　　E. 结合邻牙颜色
19. 可摘局部义齿由（　　）等部分组成。
    A. 人工牙　　　　　　B. 基托　　　　　　　C. 固位体
    D. 连接体　　　　　　E. 𬌗支托
20. 医生进行牙体预备时，护士应协助做好（　　）等配合。
    A. 吸唾　　　　　　　B. 牵拉口角　　　　　C. 压舌
    D. 调和黏固剂　　　　E. 用气枪吹去口镜上的雾气

三、名词解释

1. 印模

2. 口腔印模

3. 印模材料

4. 上𬌗架

5. 牙体缺损

6. 修复术

7. 嵌体

8. 全冠

9. 烤瓷熔附金属全冠

10. 桩冠

11. 桩核冠

12. 牙列缺损

13. 固定义齿

14. 可摘局部义齿

15. 基托

16. 牙列缺失

17. 口腔前庭

18. 口腔本部

四、案例分析

1. 病人,女性,25 岁,骑车不慎摔断门牙。口腔检查:11 切端折断 1/2。X 线牙片显示已做根管治疗。试问:
   (1) 该病人的临床诊断是什么?
   (2) 宜采用哪种修复体进行修复?
   (3) 简述修复步骤及健康指导内容。

2. 病人,男性,65 岁,16、17、26、27 缺失,余留牙正常,口腔卫生尚可。试问:
   (1) 该病人的临床诊断是什么?
   (2) 可选用哪种修复方法?
   (3) 取印模时在托盘的哪个部位应多放置一些印模材料?
   (4) 义齿戴入后健康指导内容有哪些?

3. 病人,女性,70岁,全口牙缺失,最后一次拔牙已3个多月。口腔检查:牙槽脊较丰满,无骨刺、骨突,可行全口义齿修复。病人从未戴过义齿。
   (1) 试述全口义齿修复的主要步骤。
   (2) 去印模时应向病人说明哪些注意事项?
   (3) 义齿戴入后健康指导内容有哪些?

第五章　错𬌗畸形病人的护理

● **学习目的与要求**

1. 掌握错𬌗畸形、矫治器、保持的概念。
2. 掌握托槽黏结剂、带环黏结剂的使用和调和方法。
3. 掌握活动矫治器的护理评估、护理配合及健康指导；固定矫治器的护理配合及健康指导；隐形矫治器的护理配合及健康指导。
4. 熟悉矫治器、保持器的类型。
5. 熟悉错𬌗畸形矫治检查的项目及面部照相技术。
6. 了解正畸常用材料和器械的名称及用途。
7. 了解错𬌗畸形的病因和分类、支抗的作用。
8. 了解固定矫治器、活动矫治器、隐形矫治器的治疗要点。
9. 能运用所学知识对错𬌗畸形需要戴矫治器的病人进行护理评估。
10. 能运用所学知识对戴各类矫治器的病人进行健康指导。

● **重点与难点**

1. 错𬌗畸形、矫治器、保持的概念，支抗的作用。
2. 托槽黏结剂、带环黏结剂使用及调和方法。
3. 戴活动矫治器、保持器、固定矫治器、舌侧隐形矫治器、无托槽隐形矫治器的护理配合要点及健康指导。

自测题

一、**A 型题（单选）**

1. 错𬌗畸形的病因分为（　　）两大类。
   A. 遗传因素和环境因素　　　　　　B. 先天因素和后天因素
   C. 母体因素和胎儿因素　　　　　　D. 种族演化和个体发育
2. Angle（安氏）Ⅱ类亚类错𬌗是指（　　）。

A. 双侧磨牙为远中关系
B. 一侧磨牙为远中关系,另一侧为中性𬌗关系
C. 一侧磨牙为近中关系,另一侧为中性𬌗关系
D. 双侧磨牙为近中关系

3. Angle Ⅲ类亚类错𬌗是指(　　)。
   A. 双侧磨牙为远中关系
   B. 一侧磨牙为远中关系,另一侧为中性𬌗关系
   C. 一侧磨牙为近中关系,另一侧为中性𬌗关系
   D. 双侧磨牙为近中关系

4. 下列最常见的错𬌗畸形是(　　)。
   A. 反𬌗　　　　B. 牙列拥挤　　　　C. 深覆盖　　　　D. 开𬌗

5. 保持器正确的佩戴时间为(　　)。
   A. 6个月
   B. 1年
   C. 2年
   D. 至少2年或遵医嘱长期保持

6. 牙列拥挤、上牙弓前突、双牙弓前突、前牙反𬌗、前牙深覆𬌗、后牙颊、舌向错位等是Angle分类法的(　　)类错𬌗。
   A. Ⅰ　　　　B. Ⅱ　　　　C. Ⅲ　　　　D. Ⅱ类1分类

7. 前牙对𬌗、反𬌗或开𬌗、上颌后缩或下颌前突是Angle分类法的(　　)类错𬌗。
   A. Ⅰ　　　　B. Ⅱ　　　　C. Ⅲ　　　　D. Ⅱ类1分类

8. 为了达到舌侧矫治器精准定位的效果,需要进行(　　)黏结。
   A. 直接　　　　B. 舌侧　　　　C. 唇侧　　　　D. 间接

9. 戴舌侧隐形矫治器病人的健康指导**不包括**(　　)。
   A. 教会病人在舌侧使用黏膜保护蜡
   B. 嘱病人在吞咽时尽量减少舌体前伸的程度
   C. 嘱病人遵守戴固定矫治器的各项指导内容
   D. 建议病人选择大头牙刷,配合牙间隙刷

10. 增强型玻璃离子水门汀黏结剂,调和时间为(　　)。
    A. 20 s　　　　B. 30 s　　　　C. 40 s　　　　D. 60 s

二、X型题(5个选项中至少有2个或以上是正确的)

1. 固定矫治器由(　　)组成。
   A. 带环或颊面管　　　　B. 托槽　　　　C. 弓丝
   D. 其他附件　　　　E. 黏结剂

2. 造成错𬌗畸形的后天因素有（　　）。
   A. 某些急性及慢性疾病　　B. 佝偻病　　　　　　　C. 内分泌功能异常
   D. 营养不良　　　　　　　E. 遗传
3. 保持器可分为（　　）三大类。
   A. 活动保持器　　　　　　B. 舌侧固定保持器　　　C. 功能性保持器
   D. 负压压膜保持器　　　　E. 弓丝
4. 活动矫治器包括（　　）。
   A. 可摘戴矫治器　　　　　B. 颌垫式矫治器　　　　C. 固位功能性矫治器
   D. 无托槽隐形矫治器　　　E. 功能性保持器
5. 正畸治疗前常用的 X 线片有（　　）等。
   A. 头颅正位、头颅侧位片　B. 曲面断层片　　　　　C. 根尖片
   D. 手腕骨片　　　　　　　E. CT
6. 错𬌗畸形的因素作用于（　　），使其发生异常改变继而形成错𬌗畸形。
   A. 颌面部骨骼　　　　　　B. 牙列　　　　　　　　C. 神经肌肉
   D. 咀嚼系统软组织　　　　E. 牙龈
7. 无托槽隐形矫治器的优点是（　　）。
   A. 美观　　　　　　　　　B. 舒适　　　　　　　　C. 可摘戴
   D. 疗效可预测　　　　　　E. 坚固
8. 造成错𬌗畸形的功能因素包括（　　）。
   A. 吮吸功能异常　　　　　B. 咀嚼功能异常　　　　C. 吞咽异常
   D. 咬合功能异常　　　　　E. 语音异常
9. 可造成错𬌗畸形的口腔不良习惯有（　　）。
   A. 咬唇习惯
   B. 吮指习惯
   C. 伸舌、舔牙及吐舌习惯
   D. 啃物习惯
   E. 喜欢喝可乐
10. 正畸黏结材料主要用于黏结（　　）。
    A. 托槽　　　　　　　　　B. 带环　　　　　　　　C. 矫治器
    D. 附件　　　　　　　　　E. 弓丝

三、名词解释

1. 错𬌗畸形

2. 矫治器

3. 保持器

4. 附件

5. 无托槽隐形矫治技术

四、简答题

1. 正畸治疗的时机是什么时候？

2. 正畸治疗中易出现的问题是什么？

3. 口腔的不良习惯有哪些？

4. 简述记存模型的定义及用途。

5. 正畸治疗有哪些基本步骤？

五、案例分析

病人,女性,14岁,家长发现其牙齿不齐、影响美观。辅助检查:血常规、乙肝5项、丙型肝炎抗体、艾滋病联合试验、梅毒螺旋体抗体检查正常。拍曲面断层、根尖片、头颅正位侧位片;拍摄口内正位侧位像及牙颌像,正面面相、微笑正面像及侧面像。临床检查:上颌5 mm,下颌6.5 mm,双侧磨牙远中关系,Ⅲ度深覆𬌗,覆盖4 mm,下中线右1 mm,颏点右偏,凸面型。临床诊断为:骨性Ⅱ类,均角,Angle Ⅱ类。心理、社会状况:14岁女生,在校学生,理解力可,家庭经济状况可,病人未意识到错𬌗畸形对颜面部美观及口腔功能造成的影响,家长认为有影响并要求接受矫治。请列出该病人主要的护理诊断及护理措施。

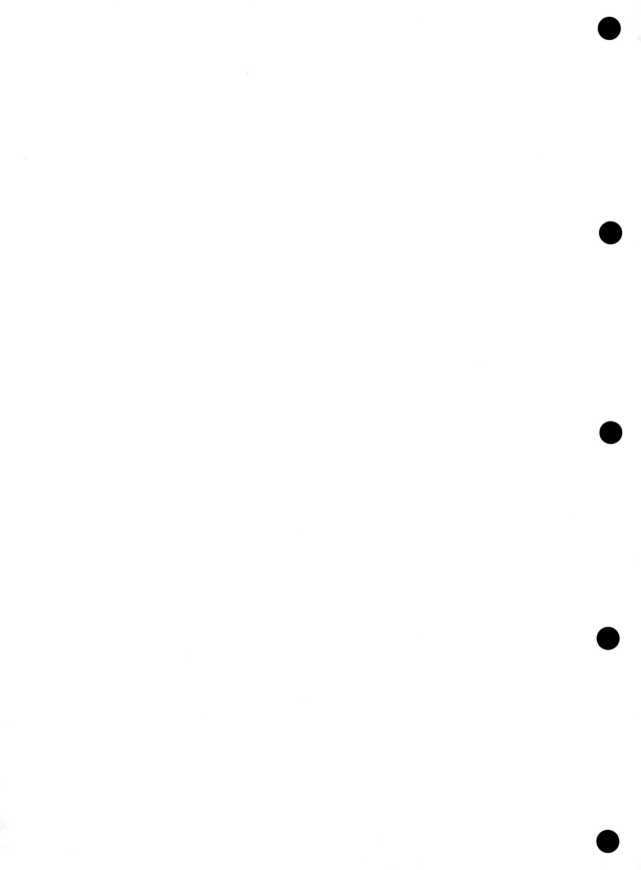

第六章 儿童口腔疾病病人的护理

● 学习目的与要求
1. 掌握儿童口腔门诊常见疾病的护理。
2. 熟悉常见口腔疾病护理诊断及护理配合。
3. 了解儿童牙齿的解剖生理特点。
4. 能运用所学知识对口腔门诊患儿进行护理评估。
5. 能运用所学知识对口腔门诊患儿进行非药物的行为引导。

● 重点与难点
1. 非药物行为管理方法。
2. 药物行为管理适应证、优缺点和护理配合。
3. 不合作患儿的行为管理方法。
4. 儿童在口腔治疗中的行为表现特点。
5. 儿童口腔门诊常见疾病的护理评估。
6. 儿童口腔门诊常见疾病的护理配合。

自 测 题

一、A 型题（单选）

1. 儿童口腔疾病治疗的范围，按年龄划分是（　　）。
   A. 0～14 岁　　　B. 0～12 岁　　　C. 3～18 岁　　　D. 0～18 岁
2. 乳牙萌出时间是出生后（　　）。
   A. 3～4 个月　　B. 4～5 个月　　C. 5～6 个月　　D. 6～7 个月
3. Frankle 行为分类法将患儿分为（　　）类。
   A. 3　　　　　　B. 4　　　　　　C. 6　　　　　　D. 7
4. 下面不属于药物行为管理的方法是（　　）。
   A. 口服药物镇静　B. 笑气吸入镇静　C. 全身麻醉　　D. HOM 法

5. 全身麻醉禁忌证是（　　）。
   A. 鼻炎　　　　　B. 高热惊厥　　　C. 心功能Ⅳ　　　D. 发育迟缓

二、X型题（5个选项中至少有2个或以上是正确的）

1. 全身麻醉术前检查包括（　　）。
   A. 血常规、凝血　　　　B. 尿常规　　　　　C. 肝肾功、电解质
   D. 心电图、胸片　　　　E. 感染4项
2. 儿童口腔常规门诊评估要点是（　　）。
   A. 健康史　　　　　　　B. 身体状况　　　　C. 辅助检查
   D. 心理状况　　　　　　E. 牙齿发育
3. 乳牙龋病临床上常按病变深度分为（　　）。
   A. 浅龋　　　　　　　　B. 中龋　　　　　　C. 深龋
   D. 牙本质龋　　　　　　E. 牙釉质龋

三、名词解释

1. 牙科畏惧症

2. 行为管理

3. 笑气吸入镇静

4. 全身麻醉

四、简答题

1. 简述全身麻醉的适应证及优缺点。

2. 一般病人的行为管理方法有哪些?

3. 儿童在口腔治疗中的行为表现有什么特点?

4. 简述乳牙龋病的护理配合技术。

第七章 口腔种植病人的护理

- 学习目的与要求

1. 掌握牙种植体植入术、种植二期手术、种植修复病人的护理,种植义齿的维护、口腔种植护理操作技术。
2. 熟悉口腔种植常用药物、常用材料及常用器械。
3. 了解骨结合理论、种植义齿基本组成、种植义齿的适应证和禁忌证。
4. 能运用所学知识对牙种植体植入术病人进行护理评估。
5. 能运用所学知识在口腔种植治疗中做好护理配合。
6. 能运用所学知识开展常用口腔种植护理技术操作。
7. 能运用所学知识对口腔种植病人进行健康指导。

- 重点与难点

1. 牙种植体植入术的术前、术中、术后护理。
2. 口腔种植常用护理操作技术。
3. 口腔种植二期手术的护理配合。
4. 种植印模制取、种植戴牙的步骤及护理配合。
5. 种植义齿基本组成以及适应证和禁忌证。
6. 口腔种植病人围手术期的指导。

自测题

一、A型题(单选)

1. 种植义齿是由( )部分组成。
   A. 种植体、基台、上部结构
   B. 种植体、愈合基台、覆盖螺丝
   C. 种植体、牙冠、覆盖螺丝
   D. 种植体、基台、牙冠
   E. 种植体、基台、愈合基台
2. 硅橡胶印模材料从口内取出后应于( )后灌注。

A. 10 min　　　B. 15 min　　　C. 20 min　　　D. 25 min

3. 藻酸盐印模材料从口内取出后应及时灌注的主要原因是（　　）。
   A. 印模材吸水收缩，体积不稳定
   B. 吸水膨胀，失水收缩，体积不稳定
   C. 时间过长，印模材变硬，不易脱模
   D. 石膏凝固时间会变长

4. 下列不属于牙种植手术适应证的是（　　）。
   A. 牙缺失，邻牙健康，局部软硬组织健康
   B. 张口度正常，颞下颌关节功能无异常
   C. 近期接受过人工心脏瓣膜手术
   D. 颌间间隙无明显异常

5. 口腔种植治疗最理想的人体植入金属材料是（　　）。
   A. 生物陶瓷　　B. 钛及钛合金　　C. 聚四氟乙烯　　D. 贵金属

6. （　　）具有三维空间分辨率高、成像精确度高、采集数据时间短、曝光辐射量低等特点，是目前口腔种植修复重要的影像学检查手段之一。
   A. 根尖片　　　　　　　　　　B. X线
   C. 锥形束 CT（CBCT）　　　　D. 全景片

7. 埋入式种植体需经过（　　）次手术才能进行上部结构修复。
   A. 1　　　　　B. 2　　　　　C. 3　　　　　D. 4

8. 种植术后，创口如有轻微渗血可以嘱病人轻咬纱球，约（　　）吐出。
   A. 15 min　　　B. 30 min　　　C. 45 min　　　D. 60 min

9. 种植二期手术暴露种植体平台后，根据病人的牙龈高度选择使用不同的（　　）。
   A. 角度基台　　B. 实心基台　　C. 愈合基台　　D. 植体代型

10. 医生可根据病人种植体植入情况，以及病人自身的骨质状况，设计不同的负重时机，常规负重为种植植入后（　　）。
    A. 18 h 内　　B. 3 个月内　　C. 3~6 个月　　D. 6 个月以上

二、X 型题（5 个选项中至少有 2 个或以上是正确的）

1. 牙列缺损常见修复方法有（　　）。
   A. 可摘局部义齿　　　B. 固定义齿　　　C. 嵌体
   D. 部分冠　　　　　　E. 全冠

2. 引导性组织再生术成功的要素包括（　　）。
   A. 选择严格的适应证　　B. 菌斑控制良好　　C. 严格无菌操作
   D. 精确的手术操作　　　E. 病人吸烟饮酒

3. 种植手术室器械护士工作流程包括（　　）。
   A. 整理无菌手术台　　　B. 器械传递与更换　　　C. 协助医生更换钻针
   D. 植入种植体　　　　　E. 打开一次性物品外包装
4. 种植治疗的感染特点有（　　）。
   A. 传染源不明确　　　　　　　　B. 侵入性操作多
   C. 器械、物品介导的交叉感染　　D. 飞沫、气溶胶传播
   E. 医护人员未做好标准防护
5. 口腔种植常用药物有（　　）。
   A. 盐酸阿替卡因注射液　B. 复方氯己定含漱液　　C. 阿莫西林胶囊
   D. 双氯芬酸钠缓释片　　E. 醋酸地塞米松片
6. 种植手术面部消毒范围包括（　　）。
   A. 上至眶下缘　　　　　　　　　　B. 下至上颈部
   C. 口周为中心直径小于 10 cm　　　D. 两侧至耳前
   E. 必要时可以不消毒
7. 种植牙的结构组成包括以下（　　）3 个主要组成部分。
   A. 种植体　　　　　　　B. 基台　　　　　　　　C. 愈合基台
   D. 上部结构　　　　　　E. 覆盖螺丝
8. 种植病人术前需要（　　）检查。
   A. CBCT　　　　　　　　B. 生化　　　　　　　　C. 病人张口度
   D. 生命体征　　　　　　E. 感染标志物
9. 种植术中打开种植体包装之前，务必认真核对（　　）。
   A. 有效期　　　　　　　　　　　　B. 种植体型号
   C. 外包装是否完好无损　　　　　　D. 种植系统
   E. 包装颜色
10. 种植义齿的口腔维护一般包括（　　）。
    A. 口腔卫生的随访检查　　　　　　B. X 线片检查
    C. 口腔卫生的自我维护　　　　　　D. 种植义齿医疗专业维护
    E. 手摇种植体测试稳定度

三、名词解释

1. 骨结合

2. 种植二期手术

四、简答题

1. 牙种植体植入术根据分类方式的不同,可分为哪些类型?

3. 与常规义齿相比,种植义齿具有哪些优点?

4. 对于种植戴牙后的病人,如何进行健康指导?

五、案例分析

病人,男,60岁。自诉1年前因车祸伤致11、12牙缺失,无吸烟史,有青霉素过敏史,无高血压、糖尿病、心血管疾病、骨质疏松症、内分泌疾病、血液疾病等病史。口腔检查病人口腔卫生可;缺牙区牙槽骨丰满度良好;牙龈健康,未见退缩无溃疡红肿,邻牙未见明显倾斜。病人要求种植治疗,医生完善相关术前检查后,拟行牙种植体植入术。

(1) 该病人主要的护理诊断及护理问题有哪些?

(2) 牙种植体植入术后护理措施有哪些?

第八章　口腔常见急救护理处置

● **学习目的与要求**
1. 掌握口腔临床常见紧急救治措施及护理预防措施。
2. 熟悉口腔临床常见急救类型及其原因。
3. 能应用所学知识实施紧急救治及护理预防。

● **重点与难点**
1. 跌倒对病人造成的伤害程度分级，跌倒的风险评估，病人跌倒损伤后的紧急救治及护理预防措施。
2. 晕厥、癫痫病人的紧急救治及护理预防措施。
3. 小器械误吞、黏膜皮肤损伤、口腔出血病人的紧急救治及护理预防措施。

自 测 题

一、A 型题（单选）

1. Morse 跌倒风险评分为（　　）为跌倒低风险。
   A. <25 分　　　B. 25～45 分　　　C. >45 分　　　D. >30 分
2. 临床较常见晕厥类型为（　　）。
   A. 血管迷走性晕厥　　　　　　　B. 情境性晕厥
   C. 颈动脉窦综合征　　　　　　　D. 不典型反射性晕厥
3. 以下预防根管治疗器械误吸或误吞措施中，错误的是（　　）。
   A. 不预先告知病人　　　　　　　B. 病人体位合适
   C. 医生选择手指接触面粗糙的手套　D. 根管器械栓安全绳
4. 常见口腔黏膜皮肤擦伤的原因是（　　）。
   A. 锐性或钝性物体与皮肤表层摩擦而造成的损伤
   B. 尖锐物体刺穿皮肤及皮下组织造成的创伤
   C. 外力作用于组织牵拉造成的皮肤或皮下组织撕裂

D. 由于热力或化学物质作用于身体,引起局部组织损伤

5. 口腔出血病人清创后嘱病人咬无菌小棉卷压迫止血( )。

A. 15 min　　　　B. 20 min　　　　C. 25 min　　　　D. 30 min

二、X 型题(5 个选项中至少有 2 个或以上是正确的)

1. 病人跌倒损伤的风险因素有( )。
- A. 过去 24 h 内曾有手术镇静史
- B. 视力障碍
- C. 头晕、眩晕
- D. 直立性低血压
- E. 正在使用降压利尿药

2. 老年人夜间起床如厕时,由于体位的突然变化,容易造成心脑血管供血不足而跌倒,所以,要做到"3 个 30 s":( )。
- A. 夜间起床时,醒来睁开眼后,继续平卧 30 s
- B. 下地前,双腿下垂床沿坐 30 s
- C. 下地后,靠床站 30 s 再行走
- D. 夜间起床时,醒来睁开眼睛后,平卧 30 s 后直接下床
- E. 夜间起来时,醒来睁开眼睛后,坐 30 s 直接下床

3. 晕厥的临床特点有( )。
- A. 发生迅速
- B. 一过性
- C. 自限性
- D. 能够完全恢复
- E. 恶心、呕吐

4. 晕厥根据病因不同,主要分为( )。
- A. 神经介导的反射性晕厥
- B. 直立性低血压晕厥
- C. 心源性晕厥
- D. 器质性心血管病性晕厥
- E. 其他原因引起的晕厥

5. 晕厥病人输液护理,下列正确的是( )。
- A. 接诊时应立即做好输液准备
- B. 不宜建立两条以上静脉通道
- C. 大量快速补液最好有中心静脉压监测
- D. 要注意药物配伍禁忌、浓度和滴速
- E. 情况紧急,不用核对身份

6. 血管迷走性晕厥发生常见诱因有( )。
- A. 天气闷热
- B. 疲劳
- C. 空腹
- D. 疼痛
- E. 心脏病发作

7. 血管迷走性晕厥常见的临床表现是( )。
- A. 面色苍白
- B. 头晕
- C. 四肢无力

D. 短暂性意识丧失　　　　E. 恶心
8. 癫痫发作的临床特点有(　　)。
   A. 发作性　　　　B. 短暂性　　　　C. 重复性
   D. 刻板性　　　　E. 爆发性
9. 诱发癫痫发作的因素有(　　)。
   A. 应激刺激　　　　B. 睡眠紊乱　　　　C. 疲劳
   D. 不良环境　　　　E. 药物
10. 不慎发生了根管治疗器械误吞后,正确的处理措施是(　　)。
    A. 安抚病人并通知家属
    B. 引起呛咳时,应将病人置于头低足高位并向左侧侧卧
    C. 如误入食道,告知病人多吃粗纤维食物,以便妥善排出
    D. 拍 X 片检查
    E. 立即吸氧
11. 由于医生操作失误导致病人黏膜损伤,正确的处理措施是(　　)。
    A. 不告诉病人及家属
    B. 饮食护理,给予丰富的蛋白质维生素低脂肪饮食
    C. 创面伤口护理,保持口腔清洁
    D. 对病人做好心理护理
    E. 手术治疗
12. 病人拔牙后进行健康指导包括(　　)。
    A. 拔牙当日不能漱口　　　　B. 拔牙 2 h 后方可进食
    C. 拔牙后 24 h 内不刷牙　　　D. 不适时立即用温水漱口
    E. 可吃火锅

三、名词解释

1. 跌倒损伤

2. 晕厥

3. 诱发癫痫

4. 皮肤黏膜撕裂伤

四、简答题

1. 病人预防跌倒损伤的健康宣教包括哪些内容？

2. 低血糖晕厥病人的健康宣教包括哪些内容？

3. 诱发癫痫病人的健康宣教包括哪些内容？

4. 预防小器械误吞可采取什么措施？

5. 常见口腔的黏膜皮肤损伤可分为哪几种类型？

五、案例分析

1. 病人,女性,18 岁,因牙周洁治术。等待时间较长,上厕所返回时头晕,眼前黑矇,面色苍白,全身出汗,四肢软弱无力,心率加快,有饥饿感,一过性意识丧失。T 36.2℃,P 102 次/分钟,R 24 次/分钟,BP 90/52 mmHg,测血糖值 2.7 mmol/L(正常血糖值 3.88~6.38 mmol/L),临床诊断为低血糖晕厥。请列出该病人主要的紧急救治措施及护理预防措施。

2. 病人,女性,76 岁,因三叉神经痛就诊。门诊候诊期间不慎跌倒。额头左侧皮肤撕裂伤 1.5 cm×1 cm,局部需要清创消毒后缝合处理。测 T 36.5℃,P 86 次/分钟,R 20 次/分钟,BP 105/65mmHg,Morse 跌倒风险评分 50 分,跌倒损伤 2 级(中度)。头颅 CT 检查结果显示头皮局部血肿,排除颅内出血可能。转住院进一步观察。请列出该病人主要的护理预防措施。

3. 病人,男性,22岁,因左侧颞颌关节疼痛两周就诊,诊断左侧颞下颌关节不可复性盘前移位。查体:T 36.5℃,P 70次/分钟,R18次/分钟,BP 105/70 mmHg。病人自诉既往无心脏病、高血压病及其他病史,无药物过敏史。病人平躺牙椅,常规给予2%利多卡因神经阻滞麻醉,注射完病人突然意识丧失,四肢抽搐,全身强直性痉挛,面色青紫,口唇发绀,双眼上翻,口吐白沫,尿失禁。约3 min后停止抽搐,呼之可应答,呈嗜睡状态,面色、口唇渐渐恢复正常,生命体征平稳。苏醒后问其发生的一切均不知。急查血糖、血常规、电解质均正常,脑电图示:异常脑电图,换气诱发高幅弥漫性慢波节律及棘尖慢波活动。追问其病史:病人幼时曾患有癫痫病。临床诊断:诱发癫痫。请列出该病人主要的紧急救治措施。

4. 病人,男性,58岁,因左下颌7缺失,不愿带活动义齿,要求种植牙。在种植过程中,病人咽反射敏感,反复出现干呕。医生操作时不慎将愈合基台掉于口腔内引起病人误吞。请列出该病人主要的紧急救治措施。

5. 病人,男性,26岁,拔牙术后7天需拆除口内缝线。医生在拆线过程中,病人电话响铃,活动躯体,以致剪刀误伤病人口腔腭部黏膜,有少量渗血,病人诉稍有疼痛。请列出该病人主要的护理预防措施。

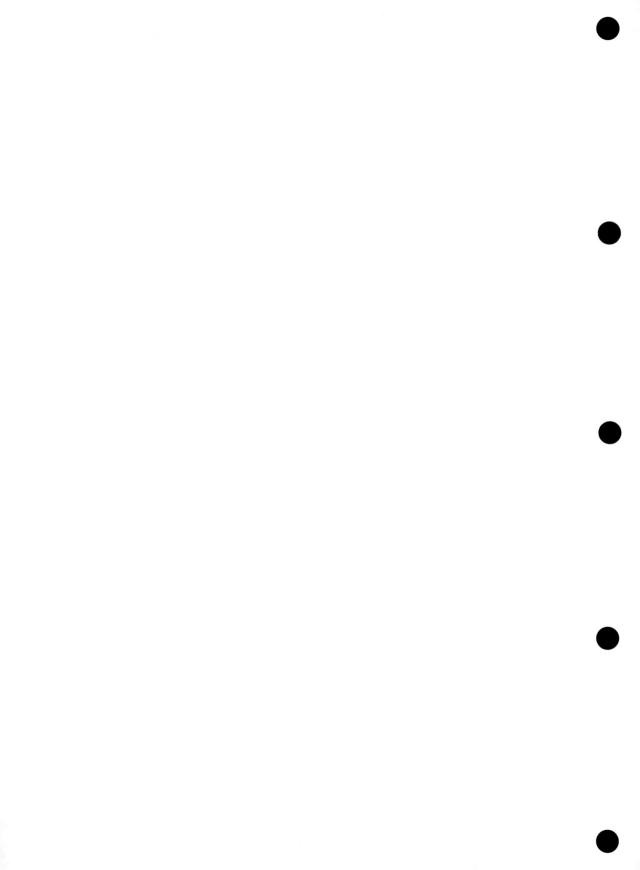

第九章　口腔颌面外科病人的护理

● **学习目的与要求**

1. 掌握口腔颌面外科局麻、全麻、全麻苏醒期病人的护理、常见并发症及处理，手术室基本无菌技术操作，围手术期护理措施，气管切开护理、口腔护理、负压引流护理的操作技术，外科门诊牙拔除术护理配合、健康指导，口腔颌面部感染、损伤、肿瘤、唾液腺疾病、颞下颌关节疾病、唇腭裂、牙颌面畸形、日间手术护理措施、健康教育。

2. 熟悉口腔全麻术后 Steward 评分法并对病人进行评估，外科手术室手术病人术前、术中、术后安全核查的主要内容，口腔颌面外科病人护理评估，常用拔牙器械。

3. 了解局麻、全麻常用药物，外科手术室分区及布局，口腔颌面外科病人常见的护理诊断问题。

4. 学会运用护理程序的方法，为口腔颌面外科病人制订相应的护理计划和护理措施。

● **重点与难点**

1. 全身麻醉常见的并发症、原因及处理方法。
2. 全身麻醉病人苏醒期的护理。
3. 手术室的分区及安全管理。
4. 口腔颌面外科病人的护理评估。
5. 口腔冲洗法及负压引流的护理。
6. 口腔颌面部间隙的解剖。
7. 重度多间隙颌面部感染的护理诊断。
8. 口腔颌面感染合并慢性病的护理措施。
9. 唾液腺炎症的治疗与护理。
10. 唇裂、腭裂的序列治疗及幼儿的输液管理。
11. 牙颌面畸形病人术前辅助检查的内容。
12. 颌面畸形病人常见护理诊断及护理问题，病人术前、术后的护理措施。
13. 口腔颌面外科日间手术流程、护理评估、护理措施、注意事项和配合要点。
14. 口腔颌面外科日间手术病人出院指导。

自 测 题

一、A 型题(单选)

1. 以下局部麻醉药中,一般**不做**浸润麻醉的是(　　)。
　　A. 丁卡因　　　　B. 利多卡因　　　C. 布比卡因　　　D. 阿替卡因

2. 对心律失常的病人常作为首选的局麻药物是(　　)。
　　A. 丁卡因　　　　B. 利多卡因　　　C. 布比卡因　　　D. 阿替卡因

3. 口腔颌面外科病人全身麻醉尚未清醒者应保持的体位是(　　)。
　　A. 侧卧位　　　　　　　　　　　B. 半坐卧位
　　C. 去枕平卧,头偏向一侧　　　　D. 头高脚低位

4. 吸净口腔颌面外科病人呼吸道内分泌物时,吸引时间不应超过(　　)。
　　A. 5 s　　　　　　B. 10 s　　　　　C. 15 s　　　　　D. 20 s

5. 手术室内走廊宽度**不少于**(　　)。
　　A. 1.5 m　　　　　B. 2 m　　　　　C. 2.5 m　　　　 D. 3 m

6. 手术室内温度应恒定在(　　)。
　　A. 22～25℃　　　B. 15～25℃　　　C. 22～30℃　　　D. 15～18℃

7. 手术室内相对湿度以(　　)为宜。
　　A. 30%～40%　　B. 40%～50%　　C. 40%～60%　　D. 50%～60%

8. Ⅲ级一般洁净手术室,其级别是(　　)。
　　A. 100级　　　　B. 1 000级　　　C. 1万级　　　　D. 10万级

9. 口腔颌面外科洁净手术室的级别适用于(　　)。
　　A. 100级　　　　B. 1 000级　　　C. 1万级　　　　D. 10万级

10. 手术人员术前刷手时应刷洗的正确做法是(　　)。
　　A. 前臂至肘上10 cm,约3 min　　　B. 前臂至肘上6 cm,约3 min
　　C. 前臂至肘上10 cm,约2 min　　　D. 前臂至肘上6 cm,约4 min

11. 头颈部手术区的消毒范围应超过手术中心(　　)。
　　A. 5 cm　　　　　B. 10 cm　　　　C. 15 cm　　　　D. 20 cm

12. 四肢、躯干手术区的消毒范围应超过手术中心(　　)。
　　A. 5 cm　　　　　B. 10 cm　　　　C. 15 cm　　　　D. 20 cm

13. 12岁以下的儿童口内、口外均用(　　)消毒。
　　A. 0.5%氯己定　　　　　　　　　B. 0.25%氯己定
　　C. 3%过氧化氢　　　　　　　　　D. 0.5%过氧化氢

14. 手术台缘以下的大单应下垂（　　）。
    A. 10～20 cm　　　B. 20～30 cm　　　C. 30～40 cm　　　D. 40～50 cm
15. 腮腺区手术需剃毛发至患侧耳后（　　）。
    A. 2～3 cm　　　B. 3～5 cm　　　C. 5～10 cm　　　D. 3～10 cm
16. 在行手术区域皮肤准备时应注意备皮范围大于手术区（　　）。
    A. 2～3 cm　　　B. 3～5 cm　　　C. 5～10 cm　　　D. 3～10 cm
17. 口腔颌面外科病人术后意识恢复者可采取（　　）的体位。
    A. 侧卧位
    B. 平卧位
    C. 半坐卧位
    D. 头高脚低位
18. 口腔颌面外科全麻病人清醒（　　）后无呕吐者可给少量温开水或糖水。
    A. 2 h　　　B. 4 h　　　C. 6 h　　　D. 8 h
19. 口腔颌面外科病人一般术后（　　）可自行排尿。
    A. 1～2 h　　　B. 2～4 h　　　C. 4～6 h　　　D. 6～8 h
20. 口腔pH值偏高即偏碱性时，易发生（　　）感染。
    A. 霉菌
    B. 细菌
    C. 念珠菌
    D. 铜绿假单胞菌（绿脓杆菌）
21. 口腔pH值偏低即偏酸性时，易发生（　　）感染。
    A. 霉菌
    B. 细菌
    C. 念珠菌
    D. 铜绿假单胞菌（绿脓杆菌）
22. 口腔pH值偏高即偏碱性时，可用（　　）溶液清洁口腔。
    A. 2%碳酸氢钠
    B. 2%～3%硼酸
    C. 1%～3%过氧化氢
    D. 0.02%呋喃西林
23. 口腔pH值偏低即偏酸性时，可用（　　）溶液清洁口腔。
    A. 2%碳酸氢钠
    B. 2%～3%硼酸
    C. 1%～3%过氧化氢
    D. 0.02%呋喃西林
24. 预防铜绿假单胞菌感染可用（　　）溶液清洁口腔。
    A. 2%碳酸氢钠
    B. 0.1%醋酸
    C. 1%～3%过氧化氢
    D. 2%～3%硼酸
25. 气管导管内套管应（　　）消毒更换1次。
    A. 1～2 h　　　B. 2～4 h　　　C. 4～6 h　　　D. 6～8 h
26. 行负压引流的病人一般术后12 h内引流液不应超过（　　）。
    A. 100 ml　　　B. 150 ml　　　C. 200 ml　　　D. 250 ml
27. 若负压引流出引流液为乳白色，应考虑为（　　）。
    A. 乳糜漏　　　B. 出血　　　C. 气胸　　　D. 引流不畅

28. 通常负压引流吸引的压力应维持在（　　）。
　　A. 80～100 mmHg　　　　　　　　B. 100～120 mmHg
　　C. 120～140 mmHg　　　　　　　　D. 140～160 mmHg

29. 术后第三天24 h引流量少于（　　），医生即可拔除负压引流管。
　　A. 10 ml　　　　B. 20 ml　　　　C. 30 ml　　　　D. 40 ml

30. 增隙或劈开拔牙时应用手向上托护下颌角处以保护（　　）。
　　A. 下颌角　　　　B. 下颌骨　　　　C. 颞颌关节　　　　D. 牙槽骨

31. 拔除上颌前磨牙或磨牙牙根时，应注意防止牙根进入（　　）。
　　A. 上颌骨　　　　B. 上颌窦　　　　C. 下颌骨　　　　D. 鼻腔

32. 拔上颌牙时，病人头后仰，使张口时上颌牙的𬌘平面约与地面呈（　　）。
　　A. 平行　　　　B. 35°　　　　C. 40°　　　　D. 45°

33. 拔除下颌牙时，应使病人大张口时下颌𬌘平面与地面呈（　　）。
　　A. 平行　　　　B. 35°　　　　C. 40°　　　　D. 45°

34. 面部"危险三角区"指的是（　　）。
　　A. 由双侧眼外眦到上唇中点的连线
　　B. 由双侧眼外眦与颏部正中的连线
　　C. 由双侧眼内眦与双侧鼻翼基脚的连线
　　D. 由双侧瞳孔连线的中点与双侧口角的连线

35. 下列（　　）感染最易导致呼吸困难。
　　A. 眶下间隙　　　　　　　　B. 翼颌间隙
　　C. 咬肌间隙　　　　　　　　D. 口底蜂窝织炎

36. 唾液腺炎症最常发的部位是（　　）。
　　A. 腮腺　　　　B. 下颌下腺　　　　C. 舌下腺　　　　D. 小唾液腺

37. 唾液腺炎最主要的感染途径是（　　）。
　　A. 血源性　　　　　　　　B. 逆行性
　　C. 邻近组织炎症波及　　　　D. 淋巴源性

38. 急性腮腺炎最常见的病原菌是（　　）。
　　A. 链球菌　　　　　　　　B. 金黄色葡萄球菌
　　C. 变形杆菌　　　　　　　D. 肺炎链球菌

39. 下列**不是**急性化脓性腮腺炎的切开引流指征的是（　　）。
　　A. 局部有跳痛及压痛　　　　B. 局部有明显的凹陷性水肿
　　C. 腮腺导管口有脓液排出　　D. 腮腺区红肿发热

40. 涎石病的典型症状是（　　）。
　　A. 炎症症状　　　　B. 阻塞症状　　　　C. 神经症状　　　　D. 口干症状

41. 临床上涎石病最常见于（　　）。
　　A. 颌下腺腺体　　　　　　　　　　B. 腮腺导管
　　C. 颌下腺导管　　　　　　　　　　D. 颌下腺腺体与导管交界处
42. 颌下腺炎长期反复发作，保守治疗无效，颌下能触及硬块，导管及腺体交界处证明有结石，应采取（　　）。
　　A. 结石摘除　　B. 颌下腺摘除　　C. 全身抗生素应用　　D. 物理疗法
43. 舌下腺囊肿的内容物是（　　）。
　　A. 白色凝乳状物质　　　　　　　　B. 灰白色角化物质
　　C. 无色透明黏稠液体　　　　　　　D. 豆腐渣样物质
44. 舌下腺囊肿的处理目前常用方法是（　　）。
　　A. 袋形缝合　　　　　　　　　　　B. 尽可能摘除囊肿
　　C. 完整摘除囊肿　　　　　　　　　D. 摘除舌下腺
45. 唾液腺组织中最常见的疾病是（　　）。
　　A. 肿瘤　　　　B. 囊肿　　　　C. 炎症　　　　D. 唇腺
46. 唾液腺肿瘤发生率相对较高的是（　　）。
　　A. 腭腺　　　　B. 舌下腺　　　C. 腮腺　　　　D. 唇腺
47. 唾液腺肿瘤中最常见的组织类型为（　　）。
　　A. 沃辛瘤　　　　　　　　　　　　B. 多形性腺瘤
　　C. 黏液表皮样癌　　　　　　　　　D. 腺样囊性癌
48. 在大唾液腺中，多形性腺瘤最常见于（　　）。
　　A. 腭腺　　　　B. 颌下腺　　　C. 腮腺　　　　D. 舌下腺
49. 在小唾液腺中，多形性腺瘤最常见于（　　）。
　　A. 腭腺　　　　B. 颌下腺　　　C. 腮腺　　　　D. 舌下腺
50. 小唾液腺肿瘤发生最多的部位是（　　）。
　　A. 唇部　　　　B. 颊部　　　　C. 舌部　　　　D. 腭部
51. 腮腺区手术的备皮范围为（　　）。
　　A. 患侧腮腺区发际上1横指　　　　B. 患侧腮腺区发际上2横指
　　C. 患侧腮腺区发际上3横指　　　　D. 耳后
52. 口内手术病人备皮的范围为（　　）。
　　A. 口周　　　　B. 口周1 cm　　C. 口周2 cm　　D. 口周3 cm
53. 腮腺手术后应在（　　）内禁食刺激性、酸性食物和药物。
　　A. 1个月　　　B. 2个月　　　C. 3个月　　　D. 4个月
54. 腮腺手术后禁食刺激性、酸性食物和药物，是为了防止（　　）。
　　A. 感染　　　　B. 涎漏　　　　C. 面神经损伤　　D. 出血

55. 涎漏的临床表现是（　　）。
　　A. 疼痛　　　　　　　　　　　　B. 引流管内有大量清亮液体
　　C. 引流管内有血性液体　　　　　D. 发热

56. 全身唯一的联动关节是（　　）。
　　A. 肘关节　　　B. 膝关节　　　C. 颞下颌关节　　　D. 踝关节

57. 颞下颌关节最常发病的年龄段是（　　）。
　　A. 20～30 岁　　　B. 30～40 岁　　　C. 40～50 岁　　　D. 50～60 岁

58. 最常见的颞下颌关节疾病是（　　）。
　　A. 颞下颌关节紊乱病　　　　　　B. 颞下颌关节脱位
　　C. 颞下颌关节强直　　　　　　　D. 颞下颌关节结核

59. 颞下颌关节紊乱中，关节盘可复性前移时发出的弹响和杂音是（　　）。
　　A. 弹响音　　　B. 破碎音　　　C. 摩擦音　　　D. 炸裂音

60. 关于颞下颌关节紊乱病描述不正确的是（　　）。
　　A. 并非指单一疾病，而是指一组关节疾病的总称
　　B. 是一组发病原因已完全阐明的关节疾病
　　C. 一般有颞下颌关节区及相应软组织的疼痛，下颌运动异常和伴有功能障碍，以及关节弹响、破碎音及杂音等三大症状
　　D. 一般都有自限性

61. 下列关于颞下颌关节紊乱病临床表现描述**不正确**的是（　　）。
　　A. 具有下颌运动异常、疼痛、弹响和杂音三大主要症状
　　B. 仅有下颌运动异常、疼痛、弹响和杂音三大主要症状
　　C. 常伴有头痛的症状
　　D. 常常伴有各种耳症、眼症，以及吞咽困难、语言困难、慢性疲劳等症状

62. 诊断颞下颌关节紊乱病的主要依据是（　　）。
　　A. 关节内镜检查　　　　　　　　B. 髁突经咽侧位
　　C. 关节造影　　　　　　　　　　D. 病史和临床检查

63. 颞下颌关节紊乱病术后的早期关节功能训练至关重要，一般病人术后（　　）可以开始关节运动功能训练。
　　A. 3～4 h　　　　　　　　　　　B. 8～12 h
　　C. 24 h　　　　　　　　　　　　D. 1～2 天

64. 颞下颌关节紊乱病术后张口训练至少应坚持（　　）。
　　A. 3 个月　　　B. 6 个月　　　C. 12 个月　　　D. 1 年

65. 颞下颌关节紊乱病术后（　　）内避免食用坚硬食物。
　　A. 3 个月　　　B. 6 个月　　　C. 12 个月　　　D. 1 年

66. 颞下颌关节脱位中,最常见的类型是(　　)。
    A. 单侧侧方脱位　　B. 双侧侧方脱位　　C. 急性前脱位　　D. 陈旧性脱位
67. 颞下颌关节急性前脱位的治疗最常用(　　)。
    A. 全麻下复位　　B. 切开复位　　C. 颌间复位　　D. 手法复位
68. 下列颞下颌关节复发性脱位的病因,**不正确**的是(　　)。
    A. 急性前脱位治疗不当　　　　B. 长期翼外肌痉挛
    C. 韧带及关节囊松弛　　　　D. 慢性长期消耗性疾病
69. 颞下颌关节脱位手法复位后,需要弹性绷带限制下颌运动(　　)。
    A. 1~2周　　B. 2~3周　　C. 3~4周　　D. 4~5周
70. 颞下颌关节脱位手法复位后,在弹性绷带限制下颌运动期间,开口一般不超过(　　)。
    A. 0.5 cm　　B. 1 cm　　C. 1.5 cm　　D. 2 cm
71. 关节内强直多发生于(　　)。
    A. 儿童　　B. 青少年　　C. 成年人　　D. 老年人
72. 关节内强直最常见的病因是(　　)。
    A. 关节损伤　　B. 炎症　　C. 外伤　　D. 骨折
73. 引起关节内强直最常见的炎症是(　　)。
    A. 唾液腺炎症　　B. 鼻窦炎　　C. 化脓性中耳炎　　D. 关节炎
74. 关节强直的主要治疗方法是(　　)。
    A. 手术治疗　　B. 药物治疗　　C. 物理疗法　　D. 以上都是
75. 预防颞下颌关节强直复发的有效方法是(　　)。
    A. 饮食疗法　　B. 保持口腔卫生　　C. 保持良好心态　　D. 开口训练
76. 被动开口训练一般从术后(　　)开始。
    A. 2~3天　　B. 4天　　C. 5~6天　　D. 1~2周
77. 主动开口训练一般从术后(　　)开始。
    A. 2~3天　　B. 4天　　C. 5~6天　　D. 1~2周
78. 应用开口器的开口训练一般从术后(　　)开始。
    A. 2~3天　　B. 4天　　C. 5~6天　　D. 2周
79. 每日开口训练的最佳时间是(　　)。
    A. 早晨　　B. 中午　　C. 下午　　D. 晚上
80. 颞下颌关节强直术后张口训练至少应坚持(　　)。
    A. 3个月　　B. 6个月　　C. 12个月　　D. 1年
81. 唇腭裂发病率是(　　)。
    A. 百分之一　　B. 千分之一　　C. 万分之一　　D. 十万分之一

82. 唇腭裂的分类,按裂隙程度分为(　　)。
　　A. 混合裂,单纯裂　　　　　　　　B. 轻度,中度,重度
　　C. 单侧裂,双侧裂　　　　　　　　D. 完全裂,不完全裂

83. 唇裂修复手术的适宜年龄是(　　)。
　　A. 出生时　　　　　　　　　　　　B. 出生后 3 个月
　　C. 出生后 12 个月　　　　　　　　D. 学龄前

84. 腭裂手术的适宜年龄是(　　)。
　　A. 出生后 3 个月　　B. 出生后 10 个月　　C. 3 岁　　　　D. 5 岁

85. 唇腭裂发病的男女性别比为(　　)。
　　A. 1.5∶1　　　　B. 1∶1　　　　C. 2∶1　　　　D. 1∶1.5

86. 牙颌面畸形病人术前需要静脉输入抗生素预防感染,准确使用抗生素的时间是(　　)。
　　A. 术前 1 天　　　　　　　　　　B. 术前 30 min
　　C. 术前 1 h　　　　　　　　　　　D. 术前 0.5～1 h

87. 手术时间超过(　　),一般建议病人留置尿管。
　　A. 0.5 h　　　　B. 1 h　　　　C. 2 h　　　　D. 4 h

88. 日间手术是指病人入院、手术和出院在(　　)个工作日内完成的手术。
　　A. 1　　　　　　B. 2　　　　　C. 3　　　　　D. 4

89. 对口腔颌面外科日间手术病人进行出院前评估,PADS 评分分值需达到(　　)分及以上方可考虑出院。
　　A. 7　　　　　　B. 8　　　　　C. 9　　　　　D. 10

90. 口腔颌面外科日间手术病人清醒后(　　)可试饮少量清水。
　　A. 0.5 h　　　　B. 2 h　　　　C. 4 h　　　　D. 6 h

91. 从口腔颌面外科日间手术病人出院后开始,直至术后 3 天需至少进行(　　)次以上随访,并为病人提供个性化指导。
　　A. 1　　　　　　B. 2　　　　　C. 3　　　　　D. 4

二、X 型题(5 个选项中至少有 2 个或以上是正确的)

1. 国内目前常用的局部麻醉药物有酰胺类的(　　)。
　　A. 丁卡因　　　　　B. 利多卡因　　　　　C. 布比卡因
　　D. 阿替卡因　　　　E. 普鲁卡因

2. 口腔颌面外科临床常用的局部麻醉方法有(　　)。
　　A. 表面麻醉法　　　B. 浸润麻醉法　　　　C. 阻滞麻醉法
　　D. 吸入麻醉法　　　E. 静脉麻醉法

3. 在阻滞麻醉时应注意( )。
   A. 熟悉口腔颌面局部解剖
   B. 熟悉注射标志与有关解剖结构的关系
   C. 严格遵守无菌原则
   D. 注射麻醉药之前回抽针芯无回血可注入麻醉药
   E. 注射麻醉药之前回抽针芯有回血后才可注入麻醉药
4. 局部麻醉常见的全身并发症有( )。
   A. 晕厥　　　　　　　B. 过敏反应　　　　　　C. 血肿
   D. 中毒　　　　　　　E. 暂时性面瘫
5. 局部麻醉常见的局部并发症有( )。
   A. 注射区疼痛和水肿　B. 过敏反应　　　　　　C. 血肿
   D. 感染　　　　　　　E. 暂时性面瘫
6. 局部麻醉出现过敏反应病人的护理措施正确的是( )。
   A. 给抗组胺类、钙剂、激素　　　B. 立即注射肾上腺素
   C. 迅速静脉注射地西泮 10～20 mg　D. 分次静脉推注 2.5％硫喷妥钠
   E. 静脉注射 50％葡萄糖
7. 口腔颌面外科全身麻醉的特点有( )。
   A. 维持气道通畅比较困难　　　　B. 小儿与老年病人多
   C. 手术失血多　　　　　　　　　D. 麻醉恢复期呼吸并发症多
   E. 麻醉与手术互相干扰
8. 口腔颌面外科常用的全身麻醉方法有( )。
   A. 表面麻醉法　　　　B. 浸润麻醉法　　　　　C. 阻滞麻醉法
   D. 吸入麻醉法　　　　E. 静脉麻醉法
9. 口腔颌面外科全身麻醉病人常见的并发症有( )。
   A. 清醒延迟　　　　　B. 呼吸道阻塞
   C. 通气不足　　　　　D. 休克　　　　　　　　E. 躁动
10. 口腔颌面外科全身麻醉病人清醒延迟的原因有( )。
    A. 术前使用半衰期长的镇静药物
    B. 个体差异
    C. 使用大剂量的芬太尼
    D. 肌肉松弛药的残留作用及麻醉药物的副作用
    E. 手术部位的影响
11. 口腔颌面外科全身麻醉病人引起呼吸道阻塞的原因有( )。
    A. 舌后坠　　　　　　B. 分泌物过多　　　　　C. 误吸和窒息

D. 喉或支气管痉挛　　　　　E. 喉或声门下水肿

12. 口腔颌面外科病人出现"三凹征"是指出现(　　)部位凹陷。
    A. 胸骨下凹　　　　　B. 锁骨上凹　　　　　C. 肋间隙
    D. 胸骨上凹　　　　　E. 胸腔

13. Ⅱ级标准洁净手术室包括(　　)。
    A. 100级　　　　　　B. 1 000级　　　　　　C. 1万级
    D. 10万级　　　　　E. 30万级

14. 按洁净程度手术室可分为(　　)。
    A. 洁净区　　　　　　B. 准洁净区　　　　　C. 非洁净区
    D. 清洁区　　　　　　E. 污染区

15. 手术室的一般清洁卫生和消毒制度,正确的有(　　)。
    A. 湿式打扫　　　　　B. 用≥1 000 mg/L含氯消毒液抹布擦拭
    C. 每周至少一次彻底大扫除
    D. 开启空调箱内消毒灯
    E. 手术前1 h运转净化空调系统

16. 特殊感染手术的消毒隔离措施包括(　　)。
    A. 手术间门上挂隔离手术牌
    B. 废弃医疗垃圾投入双层清洁黄色医疗垃圾袋内,并在袋外注明感染的性质
    C. 受污染的布类用双层清洁污衣袋包好,送洗衣房特殊处理
    D. 手术人员离开手术间前泡手2 min,脱去污染的衣物,淋浴更衣
    E. 手术间空气采用三氧机密闭消毒2 h后通风

17. 手术中防止灼伤烫伤病人,正确的措施有(　　)。
    A. 注意术区以外的皮肤勿接触金属
    B. 电烙器工作端套上塑料套
    C. 为病人加温应控制温度
    D. 防止病人和手术部位的差错
    E. 核对术中用药

18. 术后病人转运途中的安全管理措施有(　　)。
    A. 病人术毕转出手术室前应对病人的综合情况进行评估
    B. 重视麻醉剂残余作用对呼吸的影响
    C. 保持呼吸道通畅
    D. 转运途中备好急救物品
    E. 防止病人坠床

19. 器械护士手术中应严格执行无菌操作原则,其正确的措施有(　　)。

A. 保持术野及器械桌的干燥整洁

B. 手术人员更换位置时两人背靠背或面对面交换

C. 口腔内使用过的器械可用于口腔外的术野

D. 手术衣被浸湿须及时更换

E. 手术台平面以下均视为非无菌区

20. 巡回护士具体的工作要求有（　　）。

　　A. 术前物品准备

　　B. 核对病人的有关资料

　　C. 安置体位

　　D. 清点核对

　　E. 术中配合、术毕安置病人和整理手术间

21. 口腔颌面外科疾病症状体征的评估应侧重从（　　）等方面入手。

　　A. 表情与意识神态

　　B. 外形与色泽

　　C. 颌面部器官、骨骼、淋巴结、颞下颌关节

　　D. 语音及听诊

　　E. 唾液腺

22. 口腔颌面外科病人手术前胃肠道的准备，正确的有（　　）。

　　A. 成人术前 8 h 开始禁食，4 h 开始禁水

　　B. 全麻病人术前晚行开塞露通便

　　C. 禁食期间于术前可由静脉补充液体

　　D. 成人术前禁食至少 2～4 h

　　E. 禁食期间可喝少量牛奶

23. 手术中应在（　　）详细清点所使用的用物。

　　A. 手术开始前　　　　B. 缝合体腔前　　　　C. 缝合体腔后

　　D. 手术前　　　　　　E. 手术中

24. 口腔颌面外科病人术后常见的诱尿措施有（　　）。

　　A. 听流水声　　　　　B. 导尿　　　　　　　C. 局部热敷

　　D. 吹口哨　　　　　　E. 温水行会阴冲洗

25. 口腔颌面外科病人术后疼痛的护理，正确的有（　　）。

　　A. 评估疼痛的原因

　　B. 遵医嘱给予止痛剂

　　C. 指导病人在咳嗽、翻身时用手按扶切口部位

　　D. 分散病人注意力

E. 指导病人运用正确的非药物方法减轻疼痛

26. 口腔颌面外科病人手术后期健康教育的内容有（　　）。
    A. 避免压迫、撞击术区
    B. 晚上睡 2～3 个枕头，适当抬高头部
    C. 出院后可进食辛、辣、硬的饮食
    D. 用柔软的牙刷刷牙
    E. 保持切口处干燥

27. 口腔颌面外科病人出院后出现（　　）情况应立即返院检查。
    A. 呼吸困难　　　　　　B. 伤口出血　　　　　　C. 伤口裂开、肿胀
    D. 体温超过 38℃　　　　E. 出现任何异常症状或持续不愈症状

28. 关于口腔冲洗法，正确的是（　　）。
    A. 负压吸引的压力为 200～300 mmHg
    B. 半卧位，抬高床头 30°，头偏向一侧
    C. 边冲边吸
    D. 先冲后吸
    E. 冲洗液量一般以每次 150～200 ml 为宜

29. 气管切开术后护理，正确的护理措施有（　　）。
    A. 保持气管切开局部的清洁干燥
    B. 妥善固定气管导管
    C. 口腔吸痰管可用于气管吸痰
    D. 内套管按时消毒更换
    E. 湿化气道

30. 气管切开术后病人试堵内套管后，符合下列（　　）情况即可拔管。
    A. 呼吸平稳　　　　　　B. 无缺氧征　　　　　　C. 痰能从口内吐出
    D. 睡眠安稳　　　　　　E. 24 h 后可拔管

31. 关于增隙拔牙法的护理，下列做法正确的是（　　）。
    A. 右手腕部用力
    B. 力量适中
    C. 有弹性、有节奏地连续敲击
    D. 向上托护下颌角
    E. 若掏取上颌前磨牙或磨牙牙根时要重击

32. 劈开拔牙时的击锤法，正确的是（　　）。
    A. 用闪击法
    B. 第一下轻，第二下用力，快而重

C. 有弹性,有节奏地连续敲击
D. 向上托护下颌角
E. 连续轻击

33. 牙拔除的常见原因有(　　)。
A. 龋坏过大或严重的牙周病
B. 牙外伤
C. 阻生牙
D. 滞留乳牙
E. 骨折累及牙、错位牙等

34. 拔牙后病人的护理措施正确的有(　　)。
A. 观察病人的病情,约 30 min
B. 观察拔牙区有无出血
C. 详细介绍拔牙后的注意事项
D. 认真做好健康指导
E. 病人可立即离开

35. 常见的口腔颌面部损伤所伴发的危重并发症有(　　)。
A. 窒息　　　　　　　B. 严重出血　　　　　C. 休克
D. 颅脑损伤　　　　　E. 重要脏器损伤

36. 确认胃管在胃内的方法有(　　)。
A. 直接抽吸胃液
B. 向胃管内注入空气,听诊腹部有气过水声,说明胃管在胃内
C. 将胃管末端放入水杯内,观察有气泡,说明胃管在胃内
D. 将胃管末端放入水杯内,观察无气泡,说明胃管在胃内
E. 以上都是

37. 大唾液腺包括(　　)。
A. 腮腺　　　　　　　B. 下颌下腺　　　　　C. 舌下腺
D. 小唾液腺　　　　　E. 腭腺

38. 下列关于唾液腺的说法正确的是(　　)。
A. 所有腺体均能分泌唾液
B. 腺体通过导管通向口腔
C. 唾液腺与吞咽、消化、味觉、语言、口腔黏膜防护以及龋病预防有着密切的关系
D. 唾液腺疾病影响腺体的正常分泌和排出,严重影响了人群的身体健康和生命质量

E. 以上都不是

39. 下颌下腺形成涎石的原因包括（　　）。
　　A. 唾液因素　　　　　　B. 解剖因素　　　　　　C. 感染因素
　　D. 遗传因素　　　　　　E. 以上所有

40. 涎石病多发生于颌下腺,其原因包括（　　）。
　　A. 颌下腺分泌量小
　　B. 颌下腺分泌的唾液较腮腺分泌液黏滞
　　C. 分泌液钙的含量高,钙盐容易沉积
　　D. 颌下腺导管自下向上走行,腺体分泌逆重力方向流动
　　E. 导管长,全程较曲折

41. 下颌下腺区手术备皮的范围是（　　）。
　　A. 患侧腮腺区发际上一横指　　　　B. 患侧腮腺区发际上两横指
　　C. 下颌下直径 15~20 cm 的区域　　　D. 耳后
　　E. 口周

42. 发生面神经损伤时应注射的维生素是（　　）。
　　A. 维生素 B_1　　　B. 维生素 B_2　　　C. 维生素 B_6
　　D. 维生素 B_{12}　　E. 以上所有

43. 颞下颌关节的功能包括（　　）。
　　A. 咀嚼　　　　　　　B. 吞咽　　　　　　　C. 言语
　　D. 表情　　　　　　　E. 呼吸

44. 颞下颌关节紊乱病的病因有（　　）。
　　A. 心理社会因素　　　B. 咬合因素　　　　　C. 免疫因素
　　D. 关节负荷过重　　　E. 关节解剖因素

45. 颞下颌关节紊乱病临床表现是（　　）。
　　A. 下颌运动异常　　　B. 疼痛　　　　　　　C. 弹响
　　D. 杂音　　　　　　　E. 头痛、耳病

46. 颞下颌关节紊乱的弹响和杂音包括（　　）。
　　A. 弹响音　　　　　　B. 破碎音　　　　　　C. 摩擦音
　　D. 炸裂音　　　　　　E. 以上所有

47. 关于引起颞下颌关节急性前脱位的病因,**不正确**的是（　　）。
　　A. 张口状态下,受到外力打击
　　B. 突然大张口
　　C. 长时间开口过度或使用暴力
　　D. 脱位处理不当或制动时间不够

E. 咬大块食物

48. 导致先天性唇腭裂的因素有（　　）。
A. 母亲妊娠期间的营养　　B. 药物　　C. 内分泌
D. 损伤　　E. 以上都不是

49. 婴幼儿唇腭裂病人术前可以采用的喂养方式有（　　）。
A. 母乳喂养　　B. 奶瓶喂养　　C. 汤匙喂
D. 以上均可　　E. 以上都不是

50. 先天性唇腭裂病人可能发生（　　）功能障碍。
A. 吸吮　　B. 咀嚼　　C. 吞咽
D. 语音　　E. 以上都不是

51. 腭裂病人术后2周可以进食（　　）。
A. 汤类　　B. 果汁类　　C. 鱼类
D. 蛋类　　E. 以上都不是

52. 先天性唇腭裂病人术前护理常规措施包括（　　）。
A. 心理护理　　B. 口腔护理
C. 协助病人完成各项检查　　D. 皮肤准备
E. 做好抗生素皮试

53. 先天性唇腭裂病人术后护理常规包括（　　）。
A. 术后保持病人正确的体位　　B. 神志和意识观察
C. 保持呼吸道通畅　　D. 伤口护理
E. 保持口腔清洁

54. 口腔颌面外科日间手术的管理分为（　　）模式。
A. 集中收治　　B. 分散收治　　C. 客户关系管理
D. 院外独立　　E. 质量控制

55. 麻醉后离院评分系统（PADS）从（　　）部分来评分。
A. 生命体征　　B. 活动状态　　C. 恶心呕吐
D. 疼痛程度　　E. 手术部位出血程度

56. 口腔颌面外科日间手术病人出院标准包括（　　）。
A. PADS评分≥9分　　B. 生命体征平稳　　C. 无恶心呕吐
D. 疼痛不能耐受　　E. 病人有成人家属陪护

三、名词解释

1. 麻醉

2. 清醒延迟

3. 围手术期

4. 智齿冠周炎

5. 颞下颌关节紊乱病

6. 颞下颌关节脱位

7. 颞下颌关节强直

8. 唇腭裂的序列治疗

9. 牙颌面畸形

10. 日间手术

四、简答题

1. 口腔颌面外科全麻苏醒期的病人在进入监护室后,护士应进行即刻评估,可从哪些方面评估?

2. 手术病人早期的身心准备主要包括哪些内容?

3. 手术前期如何消除病人的焦虑、恐惧心理?

4. 颌面外科病人手术后维持正常呼吸功能的护理措施有哪些?

5. 口腔冲洗操作时应注意哪些事项?

6. 负压引流的护理措施有哪些?

7. 牙拔除术后病人的健康指导内容有哪些?

8. 简述口腔颌面部感染的特点。

9. 简述颞下颌关节脱位的治疗原则。

10. 简述颞下颌关节脱位病人的出院健康指导。

11. 手术病人有哪些术前护理？

12. 简述术后需进行负压引流的病人应如何给予护理？

13. 简述唇腭裂病人的喂养指导内容。

14. 简述腭裂术后伤口的观察与护理要点。

15. 简述牙颌面畸形病人常见的发病原因。

16. 简述牙颌面畸形病人治疗原则。

17. 简述牙颌面畸形病人术前的护理评估内容。

18. 口腔颌面外科日间手术病人术前注意事项和配合要点包括哪些内容？

19. 口腔颌面外科日间手术病人术后护理包括哪些内容？

五、案例分析

1. 病人，男性，23岁。智齿拔除术中给予局麻药物盐酸利多卡因过程中，病人自述头晕、胸闷、面色苍白、全身冷汗、四肢厥冷。触诊脉快而弱，呼吸短促，继而出现心率减慢，血压下降。请问：
   (1) 考虑病人出现了什么反应？
   (2) 针对病人病情，如何护理？

2. 病人,女性,50岁。主诉颈部肿胀2个月伴反复发热1个半月。入院前2个月无明显诱因下出现颈部肿胀,伴有颈部活动障碍,病程中诉说痰液不易咳出,并有饮水呛咳。外院喉镜检查提示喉部肿胀明显,PET－CT提示鼻咽癌放疗后,鼻咽部后壁及口咽部后壁、颅骨骨质破坏伴FDG代谢异常增高,咽部、两侧咽旁间隙、两侧颈部软组织肿胀,内见多发气体密度影,右肺中叶及右下叶积性肺炎。予以青霉素及头孢曲松治疗后无明显好转;病人突发呼吸困难伴气促,并于1个半月前起反复发热伴寒战,最高体温达39℃,至我院就诊。入院后心电图提示窦性心动过速,心功能不全(NYHA分级为3～4级),心电监护提示氧饱和度进行性下降,予以气管切开,呼吸机辅助通气。同时予以脓肿切开引流术及双侧胸腔引流术,先后予以抗感染及营养支持治疗。请问:
   (1) 该病人护理诊断有哪些?
   (2) 简述该病人护理措施。

3. 病人,女性,46岁,因左侧耳屏前区跳痛、肿大5天就诊。临床检查发现腮腺导管口红肿,按摩腺体可见脓液自导管口溢出,诊断为急性化脓性腮腺炎。入院后病人精神状态差,睡眠差,晚上依赖口服地西泮才能入睡,饮食差,二便正常。病人T 38.3℃,P98次/分钟,BP110/82 mmHg。入院后遵医嘱给予抗炎对症治疗,病人及家属一直追问何时手术,担心手术延迟影响疾病的恢复。入院后第5天病人体温恢复正常,于第7天局麻下行腮腺导管扩张灌洗术。术后第1天,病人精神状态差,进食差,病人担心进食会影响手术效果。请问:
   (1) 针对该病人的术前和术后情况,应怎样做好心理护理?
   (2) 病人的术前护理诊断有哪些?
   (3) 请写出病人的术后健康指导内容。

4. 病人,女性,46岁。半年前出现张口费力,咀嚼硬物时出现双侧关节酸胀。近来因张口明显受限,影响进食,开闭口时有弹响声前来就诊,诊断为颞下颌关节紊乱。入院后病人精神状态一般,睡眠、饮食较差,二便正常,生命体征平稳。完善术前检查,无手术禁忌,无月经来潮。完善术前准备术区备皮时,病人情绪低落,配合能力差,担心影响美观,经医生、护士多方劝说才配合操作。于入院后第4天全麻下行双侧颞下颌关节盘复位锚固术,术后创口加压包扎,外部弹性套包扎,负压引流2枚,止痛泵1枚,冰敷24 h。术后第1天,只有65岁母亲在陪护,进食、睡眠均较差,病人疼痛剧烈,情绪不稳。请问:
(1) 对该病人在术前应怎样进行心理护理?
(2) 该病人的术后有哪些护理问题?如何做好术后护理?
(3) 如何对该病人进行术后健康指导?

5. 患儿,男性,10个月,因右侧不完全性唇腭裂收入院。入院后完善相关术前检查,无绝对手术禁忌。于入院后第5日晨8:30在全麻下行右不完全性唇裂修复术,术后安返麻醉复苏室复苏。半小时后,患儿突然出现面色、口唇发绀,血氧饱和度从100%下降至56%,喉头可闻及粗重痰鸣音。作为护士,需要立即对此进行判断与处理。请问:
(1) 你认为患儿出现了什么病情变化?
(2) 可能的原因是什么?
(3) 针对该类患儿有哪些护理措施?

6. 病人,女性,20岁,因自觉咬合不佳5年多入院。诊断为下颌发育过度。入院后,病人精神一般,睡眠差,晚上依赖口服镇静类药物才能入睡。饮食正常,二便正常,病人及家属一直询问医生和护士有关治疗的费用、手术风险和效果。术前病人生命体征平稳,无感冒症状,月经未来潮。术前血常规、凝血酶时间、肝肾功能、心电图等均正常,无手术禁忌。在全麻下行双侧下颌升支矢状劈开旋转摆正后退术+双侧下颌骨部分切除术+颏成形术+右侧下颌角修整术。术后口外敷料加压包扎,口外行持续冰袋冰敷伤口72 h,口内行颌间牵引固定,口内伤口进行负压引流管引流。术后第1天,病人口饲管流质饮食,进食差,当天进食不足200 ml流质,伤口肿胀,负压引流不畅,精神状态差,不愿下床活动。经护士细心护理后,病人恢复良好,并于术后第7天出院。请问:
   (1) 对该病人,护士在术前应采取哪些方法做好病人心理护理,减轻病人术前焦虑症状?
   (2) 简述该病人术前护理要点?
   (3) 对该病人术后护理观察要点包括哪些方面?
   (4) 对该病人,出院时护士应重点做哪些健康指导?

7. 病人,男性,23岁,完善术前检查后,日间手术在全麻下经口内完成右上颌骨囊肿摘除术。目前生命体征平稳,神志清楚,呼吸道通畅,可床旁活动,无恶心呕吐,VAS评分1分,伤口无出血。经麻醉医师和手术医师评估可以出院。请问该如何对病人进行出院健康指导?

第十章　口腔医院感染护理管理

● **学习目的与要求**

1. 掌握医院感染的定义和分类。
2. 掌握口腔医院感染的特点与传播途径。
3. 掌握个人防护和医护人员健康防护的方法。
4. 掌握各种口腔器械的消毒灭菌管理。
5. 熟悉医院感染研究的对象、医院感染的预防控制。
6. 熟悉口腔器械以及牙科手机处理的基本原则。
7. 了解口腔医疗设备、器械、材料及药物介导的交叉感染种类。
8. 了解医院感染管理现状。
9. 了解口腔正常菌群与感染的关系。
10. 了解口腔医院诊室区域的划分。
11. 了解护理管理在防止医院感染中的作用。
12. 能运用所学知识对各种口腔诊疗器械的危险性进行分类。

● **重点与难点**

1. 消毒、灭菌、口腔器械、牙科小器械的基本概念、定义、危险性分类及各自的消毒灭菌方法。
2. 口腔医院感染的特点和传播途径及护理感染管理在医院感染管理中所起的作用。

自测题

一、A 型题（单选）

1. 医务人员在诊查不同种类传染病的病人之间洗手的方法是（　　）。
   A. 普通洗手　　　　　　　　B. 严格洗手与手消毒
   C. 消毒液泡手　　　　　　　D. 手消毒

2. 感染性医疗废物应置于（　　）内。
   A. 黄色垃圾袋　　　B. 垃圾桶　　　C. 黑色垃圾袋　　　D. 锐器盒
3. 特殊感染病人用过的再生器械处理程序为（　　）。
   A. 消毒—清洗—灭菌　　　　　　B. 清洗—消毒—再清洗
   C. 清洗—消毒—灭菌　　　　　　D. 分类包装—消毒灭菌
4. 认真洗手可以祛除皮肤上的（　　）。
   A. 常驻菌　　　B. 暂住菌　　　C. 条件致病菌　　　D. 致病菌
5. 关于消毒，下列描述正确的是（　　）。
   A. 消灭或清除传播媒介上一切微生物的处理
   B. 杀灭或清除传播媒介上微生物，使其达到无害化
   C. 采用化学或物理方法杀灭细菌或妨碍细菌的生产繁殖及其活性的过程
   D. 采用化学或物理方法抑制或阻碍细菌生产繁殖及其活性的过程

二、X 型题（5 个选项中至少有 2 个或以上是正确的）

1. 下列物品属于高度危险品的是（　　）。
   A. 根管扩挫针　　　B. 牙胶尖　　　C. 高速手机
   D. 钻针　　　　　　E. 口镜
2. 卫生学洗手的指征是（　　）。
   A. 接触血液体液后　　B. 无菌操作前　　C. 接触病人前后
   D. 接触病人周围环境后　　E. 吃饭前
3. 包装袋内使用器械尖端保护器的作用是（　　）。
   A. 防止器械尖端戳破包装袋，破坏无菌屏障
   B. 保持包装袋处于张开状态，有利于灭菌剂充分接触器械的每个表面
   C. 有利于最终使用者的抓取和无菌取用
   D. 有利于对器械尖端自身的保护
   E. 方便使用
4. 在日常医疗活动中用过的一次性帽子、口罩、防护服、鞋套等不应投入（　　）垃圾袋。
   A. 黄色　　　B. 黑色　　　C. 红色
   D. 白色　　　E. 绿色
5. 下列属于医疗废物的是（　　）。
   A. 感染性废物　　　B. 损伤性废物　　　C. 病理性废物
   D. 药物性废物　　　E. 医源性废物

三、名词解释

1. 医院感染

2. 外源性感染

3. 消毒

4. 灭菌

5. 高度危险口腔器械

四、简答题

1. 简述牙科手机消毒灭菌卫生流程。

2. 简述口腔器械处理基本原则。

3. 简述接触乙肝病人发生锐器伤的器械处理流程。

参考答案

第一章

一、A 型题

1. B　2. C　3. B　4. C　5. B　6. C　7. A　8. B　9. A　10. A　11. B　12. C　13. D　14. B　15. A　16. B　17. A　18. A　19. B　20. B　21. A　22. B　23. C　24. B　25. D

二、X 型题

1. ABCD　2. ABDE　3. ABCDE　4. ABC　5. ABCD

三、名词解释

1. 口腔前庭：是唇、颊与牙列、牙龈及牙槽骨之间铁蹄形的潜在腔隙。

2. 牙根：在牙体外层由牙骨质覆盖的部分称为牙根。

3. 牙周组织：由牙周膜、牙槽骨和牙龈组成。

4. 正中𬌗：指上下牙弓𬌗面接触最广牙尖相交错的位置。

5. 混合牙列期：12岁左右乳牙逐渐为恒牙替换的时期，又称为替牙期。

6. 牙列：牙按照一定的顺序和位置排列成弓形，称为牙列（或弓）。

7. 咬合关系：上、下颌骨静止时，上、下颌牙齿发生各种不同方向的接触，这种相互接触的关系称为咬合关系。

四、简答题

1. 口腔护理工作的任务：

①减轻疼痛；②维持健康；④预防疾病；③促进健康。

2. 四手操作技术中器械传递的注意事项：

①传递器械前应注意检查器械性能，防止意外发生。②禁止在病人头面部传递器械，以确保病人治疗安全。③传递细小器械要准确、平稳，防止误伤。④器械的传递尽可能靠近病人口腔。

3. 颞下颌关节由下颌骨髁状突、颞骨关节面及居于两着之间的关节盘、关节周围的关节囊和关节韧带组成。

五、案例分析

1. 病人轻度呼吸困难的原因是：①由于口底组织疏松，外伤导致口底形成较大血肿，将舌体推向上方而导致呼吸困难；②应采取视诊和触诊相结合的检查方法。

2. 主要检查关节运动是否正常。可站在病人的前方,将双手的示指及中指的腹面分别贴放于两侧耳屏前髁状突的外侧面,或用两手的小指末端放在两侧外耳道内,以拇指放在颧骨部固定。请病人做开闭口及侧方、前伸运动,以感知髁状突运动是否协调,有无杂音、滑动情况,并观察下颌运动是否正中或向一侧偏斜等。

(邓立梅　赵佛容)

第二章

一、A 型题
1. C　　2. D　　3. D

二、X 型题
1. ABCD　　2. ABCD　　3. ABCD

三、名词解释
预防性树脂充填:仅去除窝沟处的病变牙釉质或牙本质,根据龋损大小,采用酸蚀技术和树脂充填材料充填早期窝沟龋,并在𬌗面上涂一层封闭剂。这是一种窝沟封闭与窝沟龋充填相结合的预防性措施。

四、简答题
(1) 一级预防　开展口腔健康教育,提高自我口腔保健意识,定期检查。控制和消除危险因素,合理使用预防措施如氟化物防龋方法,如窝沟封闭、防龋涂料等。

(2) 二级预防　早期诊断和早期处理,包括定期口腔检查,X 线片的辅助诊断,对早期龋的及时干预治疗。

(3) 三级预防　防止龋病并发症的发展,对由于龋病而引起的牙髓病、根尖周病采取恰当的治疗以保存患牙,防止自然牙列的缺失和功能障碍,保持牙列的完整性。有牙体组织缺损和牙齿缺失的尽量恢复牙颌系统的生理功能,保持口腔健康和身体健康。对不能保留的牙应及时拔除。

五、案例分析
该病人主要的护理诊断/护理问题:

(1) 疼痛、出血　与牙龈炎性肿胀有关。

(2) 潜在并发症:龋病　与口腔卫生状况不良有关。

(3) 焦虑　与症状严重而致全身不适及担心影响胎儿健康有关。

护理措施:

(1) 提供口腔健康知识　针对妊娠女性易发生的口腔健康问题,重点强调牙周病与妊娠不良结局的关系。

(2) 指导加强口腔健康维护　每次进食后漱口,早晚有效刷牙,使用牙线清除邻面的食物残渣和菌斑,去除对牙周的不良刺激。

(3) 指导膳食营养平衡　妊娠期日常膳食应多样化、精细搭配、三餐合理,摄取足够的蛋白质、脂肪、碳水化合物,维生素以及矿物质。

（4）用药指导　没有任何一种药物对胎儿发育是绝对安全的,此期最好不用或少用药物,且在医师指导下使用。

（5）指导选择口腔就诊时机　口腔疾病可以选择在孕中期(4～6个月)治疗,这是相对安全期。妊娠期要尽量避免X线照射,最好避开妊娠期的前3个月。妊娠后发病早期应对症治疗,出现全身症状时,须在医师指导下,合理用药防止感染扩散。

（古文珍　梁　彦）

第三章

一、A 型题

1. C　2. B　3. A　4. B　5. A　6. C　7. B　8. C　9. D　10. C

二、X 型题

1. ABCD　2. BD　3. ADE　4. ABE　5. ABCDE

三、名词解释

1. 龋病:是在以细菌为主的多种因素影响下,牙体硬组织发生慢性进行性破坏的一种疾病。

2. 楔状缺损:是指牙唇、颊侧颈部硬组织发生缓慢消耗所致的缺损,常呈楔形而得名,发病原因主要与长期用力横向刷牙有关。

3. 牙髓切断术:也称活髓切断术、冠髓切断术,是指切除炎症牙髓组织,以盖髓剂覆盖牙髓断面以保留健康牙髓组织,维持根尖继续发育完成的治疗,主要用于牙根尚未发育完成的年轻恒牙。

4. 牙周病:是指发生在牙周支持组织(牙龈、牙周膜、牙槽骨和牙骨质)的各种疾病,包括牙龈病和牙周炎两大类。

四、简答题

1. 调节灯光:

（1）一般上颌操作时头托稍向后倾斜,灯光直接照射到牙面上或调至与地面约成 90°的位置,通过口镜反射照射在牙面上。

（2）下颌区操作时,抬起头托,灯光调至与地面约成60°角的位置,直接照射在牙面上。

2. 银汞合金使用的注意事项:

（1）将剩余银汞合金放在盛有饱和盐水的器皿中,储汞瓶应严密封闭,液面应淹没废汞。

（2）操作环境应保持良好通风。

（3）操作环境要定时消毒,用5%漂白粉喷洒地面和墙壁。

（4）操作前做好自我防护措施,戴手套、口罩和帽子,穿不易吸附汞的工作服,避免皮肤直接接触汞。

（5）养成良好的卫生习惯,不在诊室内吸烟、饮茶、进食。多喝水、牛奶、豆浆,利于汞的排泄。

（6）从事银汞合金使用的医护人员,每半年至一年应进行一次尿汞测定。

（7）定期测试诊室的汞含量,发现问题及时处理。

3. 材料调和操作技术的注意事项：

(1) 材料调和过程中保持用物的清洁。

(2) 掌握正确的调和手法，一般采用旋转推拉研磨法，角度小于5°。

(3) 取出材料后应及时盖好瓶盖。

(4) 严格遵照材料的粉液比例调和。

(5) 注意材料的固化时间，一般调和时间为30~60 s。

(6) 评估材料的用途，注意调和的性状。

(7) 诊室的温湿度适宜。

(8) 取材料前评估窝洞的大小，按需取材，避免浪费。

4. 牙龈病的治疗要点有：控制菌斑，消除炎症，恢复牙周组织的生理形态和功能，维持长期疗效，防止复发。

5. 超声洁牙器械的处理流程是：

(1) 清洁：超声洁牙手柄使用后及时用乙醇棉球将表面的血迹清洁干净，卸下工作尖，工作尖及超声手柄前端分别放在多酶液中超声清洗。由于超声洁牙手柄末端带有电极端，超声清洗时末端应暴露于多酶液外，工作尖连接处用小刷子清洗、擦干。

(2) 包装：超声手柄用纸塑袋包装，工作尖使用专用的工作尖盒承装。

(3) 灭菌：压力蒸汽灭菌法灭菌。

(4) 使用前将工作尖装在超声手柄上，并检查超声洁牙手柄连接牙椅电源处是否干燥，保证电源不出现故障。

五、案例分析

1. 主要护理诊断/护理问题：

(1) 有误吞/误吸的危险　与病人体位或操作不当有关。

(2) 疼痛　与龋病的程度有关。

(3) 舒适的改变　与龋病程度与诊疗时间长有关。

(4) 焦虑　与不适症状及担心疾病预后有关。

(5) 知识缺乏　缺乏龋病预防与处置的知识。

复合树脂黏结修复术的护理措施：

(1) 协助医师安装橡皮障。

(2) 窝洞制备过程中协助保持术野清晰。

(3) 关闭照明灯，递比色板，协助医师在自然光线下比色。

(4) 护髓：递护髓剂予医师。中龋应衬洞或垫底，以隔绝来自复合树脂的化学刺激。一般在洞底垫玻璃离子水门汀。

(5) 酸蚀：递送酸蚀剂处理牙面，涂布20~40 s后冲洗患牙，及时吸干冲洗液。

(6) 涂布黏结剂：用一次性小毛刷蘸适量牙本质/牙釉质黏结剂递给医师涂布窝洞，轻吹黏结剂使其均匀涂布，护士用光固化灯进行固化。

(7) 复合树脂充填：用充填器一次取足量材料，从窝洞的一侧送入。深洞要分层充填、固化，每层光照时间一般为20~40 s。

(8) 修整外形调整咬殆:充填完毕递咬合纸检查咬合情况,更换调殆钻针。

(9) 打磨抛光:安装抛光钻针,抛光充填体或用橡皮轮蘸打磨膏抛光。

2. 可能的诊断:急性牙髓炎。疾病特点:

(1) 患牙常可查及深龋或其他牙体硬组织疾患。

(2) 探诊常可引起剧烈疼痛。有时可探及小穿髓孔,并可见少许脓血自穿髓孔溢出。

(3) 患牙疼痛的特点为自发性阵发性疼痛,常在夜间疼痛发作,并且疼痛部位不能准确定位。温度测验时,患牙表现为激发痛,刺激去除后疼痛仍持续一段时间。

(4) 若是早期的牙髓炎症,患牙对叩诊无明显不适;若是晚期,患牙可出现轻度叩痛。

主要的护理诊断/护理问题:

(1) 疼痛 与牙髓急性炎症有关。

(2) 舒适的改变 与疼痛影响进食、睡眠,治疗的刺激有关。

(3) 焦虑 与睡眠不佳、担心预后有关。

(4) 有感染的危险 与病人抵抗力下降及细菌入侵有关。

(5) 潜在并发症:误吞、口腔黏膜受损 与根管治疗有关。

(6) 知识缺乏 缺乏牙髓疾病治疗和自我护理的相关知识。

3. 可能的诊断:复发性阿弗他溃疡。主要护理措施:

(1) 心理护理 耐心解释,让病人了解 RAU 具有自限性,不传染、不恶变的良性病损特点,虽不能根治,但通过适当、长期的治疗是可以控制的,以减轻病人的心理负担。

(2) 口腔局部护理 保持口腔清洁,防止继发感染。常用 0.2% 的氯己定液漱口。

(3) 药物护理 指导病人正确用药,介绍药物的作用和副作用,嘱如出现副反应及时就医,以调整药物及药量。

(4) 对症护理 含漱剂中添加适量 2% 利多卡因,在进餐前 30 min 含漱 1~2 min,可缓解疼痛,帮助进食,疼痛难忍者必要时可按医嘱服用止痛药。

(5) 饮食护理 合理饮食,补充维生素及微量元素。

(李秀娥 王春丽)

第四章

一、A 型题

1. B 2. C 3. C 4. D 5. B 6. B 7. D 8. C 9. B 10. A 11. C 12. C 13. D 14. A 15. A 16. B 17. B 18. D 19. C

二、X 型题

1. ABC 2. ABCDE 3. ABCD 4. ABC 5. CD 6. BCDE 7. ABCDE 8. ABCD 9. ABCDE 10. ABCD 11. ACE 12. AB 13. ABD 14. ABCD 15. ABD 16. DE 17. ABCE 18. ACDE 19. ABCD 20. ABCE

三、名词解释

1. 印模:是物体的阴模,是一个物体的凹型。

2. 口腔印模：是反映牙齿及其邻近口腔软组织的阴模，亦可记录口腔颌面部各部分组织形态和关系。

3. 印模材料：制取印模时采用的材料称为印模材料，用于记录牙和口腔软组织的解剖形态及其关系。

4. 上𬌗架：就是用石膏将带有上、下𬌗托的上、下颌模型固定在𬌗架上，以保持上、下颌模型间的高度和颌位关系，供义齿制作。

5. 牙体缺损：是指牙体硬组织不同程度的质地和生理解剖外形的损害或异常。

6. 修复术：是指选用某种材料制作一个与经预备的患牙相吻合、借黏固剂固定在患牙上的修复术，以恢复缺失牙的形态与功能。

7. 嵌体：是一种嵌入牙体内部，用以恢复牙体缺损的形态和功能的修复或冠内固位体。

8. 全冠：是覆盖整个牙冠表面的修复体。

9. 烤瓷熔附金属全冠：又称为金属烤瓷全冠，是一种将低熔烤瓷真空条件下熔附到铸造金属基冠上的金瓷复合结构的修复体。

10. 桩冠：是利用桩插入根管内以获得固位的一种全冠修复体。

11. 桩核冠：是在桩核上制作全冠的一种冠修复体，它由桩核和全冠组成。

12. 牙列缺损：是指在上、下颌牙列内的不同部位有不同数目的牙齿缺失，牙齿内同时有不同数目的天然牙齿存在。

13. 固定义齿：固定义齿是利用缺牙间隙相邻两侧或一侧的天然牙或牙根作为基牙，通过其上的固位体将义齿黏固于天然牙上，病人不能自行去戴，故称为固定义齿，也称为固定桥。

14. 可摘局部义齿：可摘局部义齿是利用天然牙和黏膜作为支持，通过固位体卡环和基托将义齿固定在牙列内，病人可以自行去戴，故称为可摘局部义齿，又称为活动义齿。

15. 基托：是义齿覆盖在无牙牙槽脊，与承托区黏膜直接接触的部分。

16. 牙列缺失：是指整个牙弓上不存留任何天然牙或牙根，又称为无牙颌。

17. 口腔前庭：位于牙槽脊与唇颊侧黏膜之间，为一潜在的间隙。

18. 口腔本部：在上、下牙槽脊之舌侧，上为腭顶，下为口底。

四、案例分析

1. 临床诊断是11牙体缺损。宜采用桩核冠修复。修复步骤：①根管制备，制作桩核蜡型；②试戴并黏固桩核，制取冠修复印模；③试戴全冠并黏固，完成修复。

健康指导内容：①告知病人不可用修复体撕咬过硬食物，如甘蔗、骨头等，以免损坏修复体及天然牙；②修复体戴入后如有不适，应立即到医院复诊，并遵医嘱定期复查；③指导病人采取正确的刷牙方法，保持良好的口腔卫生。

2. 该病人的临床诊断是牙列缺损。可选用可摘局部义齿修复。取印模时在托盘后部应多放置一些印模材料。义齿戴入后健康指导内容：①告诉病人，初戴义齿常有异物感、发音不清、咀嚼不便、恶心或呕吐等，但耐心戴用1～2周后，即可习惯；②摘取时拉去基托，不推卡托，戴时不要用牙咬就位，以免卡环变形或义齿折断；③初戴义齿时，先练习吃软食物，以便逐渐适应；④初戴后如压痛，出现黏膜溃疡，可暂时将义齿取下放入冷水中，复诊前2～3h戴上义齿，以便医师能准确地找到痛点，以利修改；⑤在饭后及睡前应取下义齿刷洗干净，可用清水蘸肥皂刷洗,也可用牙膏洗刷,刷洗时要防止义齿掉在地上摔坏;⑥夜间应将义齿取下放入冷水杯中,切忌放入沸水或乙醇等药液中;⑦义齿发生折断或损失,应将折断部分带来复诊;⑧若戴义齿后有不适,应及时到医院复诊,不要自行修改;⑨义齿戴用半年到一年复诊一次。

3. 全口齿修复的主要步骤包括去印模、颌位关系记录、试排牙、戴牙。因病人从未戴过义齿,应耐心向病人介绍全口义齿的特点、固位原理,讲明其与天然牙的区别;告知病人,全口义齿不可能与天然牙完全一样。需要病人的主动配合及有意识的努力,坚持佩戴,才能使全口义齿修复获得成功。去印模时,告知病人不要紧张,尽量放松唇颊部,头微向前低下,用鼻吸气,口呼气,以免恶心。

义齿戴入后健康指导内容:

(1) 增强使用义齿的信心　鼓励病人要建立信心,尽量将义齿戴在口中练习使用。初戴义齿时会有异物感,甚至不会咽唾液、恶心欲吐、发音不清等。告诉病人,只要耐心戴用,数日内即可消除。

(2) 纠正不正确的咬合习惯　个别病人因长期缺牙或长期戴用不合适的旧义齿,造成下颌习惯性前伸或偏侧咀嚼习惯,在初戴义齿时,病人常常不容易咬到正确的正中𬌗位,而影响义齿的固位和咀嚼功能的恢复。应教会病人练习,先做吞咽动作,然后做用后牙咬合的动作。

(3) 进食问题　口腔条件差,适应能力差,又有不良咬合习惯的病人,不宜过早戴用义齿咀嚼食物。初戴的前几天,只要求病人练习义齿做正中咬合和发音,待习惯后,再用义齿咀嚼食物。开始先吃软的小块食物,咀嚼动作要慢,用两侧后牙咀嚼,不要用前牙咬碎食物。锻炼一段时间后,再逐渐吃一般的食物。

(4) 保护口腔组织健康　饭后应取下义齿用冷水冲洗或用牙刷刷洗后再戴上,以免食物残渣存积在义齿的组织面,刺激口腔黏膜影响组织健康。睡觉时应将义齿取下,浸泡于冷水中,使口腔组织得到适当的休息,有利于组织健康。由于义齿刺激,造成黏膜破损时,应摘下义齿使组织恢复,并及时到医院请医师修改义齿,切勿用砂片、小刀或玻璃自行刮除基托组织面。修改前2~3h应将义齿戴在口中,以便医师通过黏膜上的压痕帮助诊断。

(5) 义齿的保护　义齿每天至少应用肥皂或牙膏彻底清洁一次,最好能做到每次饭后都刷洗。刷洗时应特别注意,避免掉在地上摔坏义齿。

(6) 定期检查　义齿戴用一段时间后可能出现问题或症状,要及时修改,以保护口腔组织的健康和功能恢复。定期检查,及时发现问题、解决问题。另外,义齿戴用数年后,因口腔组织的改变应更换,不要强行戴用,以免造成口腔组织的严重伤害。

(鲁　喆)

第五章

一、A 型题

1. A　**2.** B　**3.** C　**4.** B　**5.** D　**6.** A　**7.** C　**8.** D　**9.** D　**10.** D

二、X 型题

1. ABCD　**2.** ABCD　**3.** ABD　**4.** BCD　**5.** ABD　**6.** ABCD　**7.** ABCD　**8.** ABC　**9.** ABCD　**10.** ABD

三、名词解释

1. 错殆畸形：儿童在生长发育过程中，由先天的遗传因素或后天的环境因素导致的牙齿、颌骨、颅面的畸形。

2. 矫治器：是一种治疗错殆畸形的装置。它可产生作用力，或通过传递咀嚼肌、口周肌产生的功能作用力，使畸形的颌骨、错位牙齿及牙周支持组织发生变化，以利于牙与颌面正常生长发育。

3. 保持器：为了巩固错殆畸形矫治完成后的疗效，保持牙位于理想的美观及功能位置而采取的措施叫作保持，而此时戴用的器具称为保持器。

4. 附件：在计算机显示的牙齿结构影像上添加的部件，起到辅助牙齿移动、增加矫治器固位等作用。

5. 无托槽隐形矫治技术：采用计算机辅助三维重建、个性化设计及数字化成型技术模拟临床矫治技术和牙齿的移动方式与步骤，进行可视化三维牙颌畸形的矫治，并将每个矫治阶段的三维牙颌模型进行快速激光成形，再在成形树脂模型上压制每个阶段的透明隐形矫治器。

四、简答题

1. ①一般乳牙列的矫治最好在4岁左右；②混合牙列的矫治一般应在恒切牙的牙根基本发育完成时再进行，8～9岁；③大多数错殆畸形矫治的最佳时机是在恒牙初期：女孩11～13岁、男孩12～15岁；④正畸正颌联合治疗应在男性20岁左右，女性18岁左右。

2. 正畸矫治器戴入后改变了口内环境，尤其是牙齿和牙周组织的环境，如果在正畸治疗过程中，忽视了这些变化而又没有加以积极防治就会出现一些不良问题：牙面脱矿、龋坏、牙龈炎、牙周炎、托槽脱落、结扎丝脱落、弓丝末端过长、颊黏膜溃疡。

3. 主要的口腔不良习惯包括吮指习惯、唇习惯、舌习惯、偏侧咀嚼习惯、咬物习惯和睡眠习惯。

4. 记存模型是指矫治前、矫治过程中的某些阶段及矫治完成后病人殆状况的记录，应制作精准长久保存。它主要用于治疗过程中的对照观察，治疗前后的疗效评估，病例展示的重要组成部分以及司法鉴定时的重要法律依据。

5. 正畸治疗的基本步骤：①初诊检查；②留取资料（照片、X线片、模型）；③确定治疗方案；④戴矫治器，治疗需要1～2年，每月复诊；⑤矫治结束佩戴保持器保持。

五、案例分析

该病人主要的护理诊断及护理问题：

（1）知识缺乏　缺乏口腔卫生保健及戴隐形矫治器等相关知识等。

（2）焦虑与恐惧　与害怕矫治时疼痛及担心矫治效果有关。

（3）有营养失调的危险：低于机体需要量　与牙齿排列不齐、牙齿移动时产生疼痛有关。

（4）潜在并发症：口腔黏膜受损　与佩戴矫治器有关。

护理措施有：

① 讲解戴矫治器的注意事项，常规复诊次数，预约及改约方法。

② 告知病人正畸操作过程中的注意事项：治疗时不要随意转动头部；注意放松，有问题或者不适举左手示意；防止意外损伤。

③ 心理护理:讲解操作时注意事项及配合要点,运用图片、口腔模型讲解,使病人对矫治的整个过程有感官的认识,以消除其焦虑恐惧心理。

④ 生长发育期病人:教会病人缓解疼痛的方法,如含漱温盐水,必要时可吃止疼药,进食较软及易咀嚼的食物。可用吸管吸,少量多餐,进食高热量高蛋白的营养物。

⑤ 讲解出现弓丝刺激黏膜症状如何处理:可用筷子、细眉钳等工具将弓丝放回颊面管,将它推到一个合适的位置,一般无需立即就诊。或在弓丝末端涂抹黏膜保护蜡或无糖口香糖以避免对黏膜的持续刺激。

(王 鸣 张玉荣)

第六章

一、A 型题

1. D 2. D 3. B 4. D 5. C

二、X 型题

1. ABCDE 2. ABCDE 3. ABC

三、名词解释

1. 儿童牙科畏惧症(dental fear of Children):是指病人在口腔治疗中所具有的紧张、害怕、焦虑等心理状态,以及在行为上表现出来的敏感性提高,耐受性降低,甚至抗拒治疗的现象,它对儿童牙病的准确诊断和彻底治疗均有较大影响。其发生状况与儿童的年龄、性别、生长和居住的环境等相关。

2. 行为管理(behavioral management):是一种临床技术,同时也是一门科学,并不只是一种用来控制孩子的方法,而是发展并最终达到医师与病人相互之间信赖关系,减少孩子的恐惧与焦虑的复杂方法。美国儿童牙医学会(AAPD)对行为管理的定义是:医务人员与孩子、家长之间持续不断的重点在于交流和教育的相互作用,其目的是减轻孩子的焦虑和恐惧,提高对口腔健康重要性的认识并知道如何保持口腔健康。

3. 笑气吸入镇静法:是精神镇静法之一,是让患儿吸入 30% 左右的低浓度笑气和 70% 左右高浓度氧气的混合气体,在不丧失意识的情况下,解除患儿的紧张情绪,减少对牙科诊疗疼痛反应的方法。是一种安全的,具有起效快、镇静深度易控制并且恢复快速完全的方法。

4. 全身麻醉:是指通过麻醉药物产生的全身可逆性意识和痛觉丧失、反射抑制和肌肉松弛的状态。

四、简答题

1. 适应证:严重的智力残疾患儿;全口大多数牙需治疗,但又不合作的患儿;特异性体质对局麻不敏感的患儿;希望一次处理完毕的患儿;患有全身性疾病,无法耐受日常门诊治疗的患儿;须外科手术,同时有牙齿疾病的患儿。

优点:

① 在一次麻醉下可进行多数牙的处置。

② 治疗中无须病人的合作。

③ 可在无痛下治疗。
④ 唾液分泌少,易于治疗。

缺点:
① 病人对口腔诊疗的恐惧感难以消除。
② 因麻醉时间有限,治疗的内容受限,不适合一次不能完成全部治疗的病例。
③ 容易咽下切割牙齿的碎屑、细小的充填物、血液等异物。有误吸的可能。
④ 需要术前术后的监护。

2. 一般病人的行为管理方法:

(1) 言语交流法　与患儿的语言交流是第一步。要想和患儿进行成功的语言交流,首先必须了解儿童语言发育的特点。因此,应根据年龄和语言发育特点,区别对待。总的原则是避免专业化,宜采用简单易懂、具体形象的形体语言。

(2) 分散注意力法　是将病人的注意力从可能引起不快感受的事物上转移开,降低对不愉快刺激的感受性。可以通过数数、听音乐的形式。

(3) 正强化法　一种通过对希望出现的行为进行奖励因而促使这些行为的出现得到加强的方法。可以通过面部表情、语言鼓励以及适当物质奖励等形式给予鼓励。

(4) 行为塑造　采用让儿童理解的语言解释完成治疗和护理所需的理想行为。即有条理和分步骤地教会孩子按照口腔医师和护士要求配合治疗。

(5) 母子分离或不分离法　即病人与母亲暂时分离或允许家长在诊室陪伴。

(6) HOM法　HOM(hand-over-mouth)技术是一种被广泛接受并普遍应用的行为管理技术。一只手放在孩子的嘴上并通过语言明白地告诉他什么行为是希望出现的,然后告诉孩子如果他开始做医师希望出现的行为则马上就会把手拿开。当孩子做出反应后就立即将手拿开并对其良性行为进行强化。

(7) 无痛法　临床操作中,把有可能引起疼痛的操作放在最后,病人感觉疼痛时,诊疗基本完毕。最好在局麻下进行牙病诊疗操作,对注射部位应进行表面麻醉。也可采用无痛去龋技术如激光、化学去腐技术等。

(8) 观摩交流法　对某些因恐惧、拒不接受诊疗的儿童,可让其观摩合作儿童的诊疗情况,再让合作儿童讲述自己的诊疗感受和体会,互相交流,有时可以达到消除恐惧、接受治疗的目的。

(9) 环境感化法　营造适合儿童特点的诊疗环境,可以减轻病人的恐惧心理。诊室布置趋向家庭化和乐园化。候诊室应宽敞、舒适,有条件的可在医院候诊室装备音响、电视,提供饮品,使病人享受到优质服务。医护人员的服装颜色最好为暖色调。

3. 儿童在口腔治疗中的行为表现特点:

(1) 一时性　儿童的情绪与同一行为持续时间短。对不合作的儿童,诊疗时不应焦急、烦躁;对合作的儿童,诊疗时间不要过长,避免患儿对治疗产生烦躁情绪而转为不合作。

(2) 爆发性　儿童行为的自控能力差,表现为爆发性。诊疗中出现疼痛时,就会突然出现晃头、手拉、脚蹬、哭闹等动作。此时如果医护人员思想上没有足够重视和充分准备,很有可能发生意外伤害。治疗中护士应注意观察患儿的反应,协助制动。对反应强烈的患儿,应暂时停止诊疗。

(3) 兴趣性　儿童的行为表现与其兴趣相关。耐心讲解,使其对治疗产生好奇、兴趣,积极配合治疗。在第一次诊疗中应避免给患儿造成痛苦,增加患儿的恐惧心理,厌恶治疗,导致不合作行为的出现。

(4) 真实性　儿童行为和心理表里如一,一般表现为真实性。但也有极少数儿童因害怕而说牙不痛,此时应向监护人详细询问病史。在诊疗操作中更应该密切注意观察患儿的面部表情和手、足、身体其他部位的行为反应。

4. 乳牙龋病的护理配合包括：

(1) 非手术治疗护理

① 用物准备：口腔检查基本器械、高速手机及合适钻针,小棉球蘸10%硝酸银或氟化物备用。

② 护理配合：

- 暴露病变部位：递手机,协助扩大术野,及时吸唾,保持术野清晰干燥。
- 清洁患牙：必要时递洁牙手机清除牙结石及菌斑,用三用枪冲洗干净。
- 隔湿：递镊子夹棉卷隔湿,吹干患牙表面。
- 涂抹：医师用蘸有药物的小棉球在患牙上涂抹,协助牵拉病人口角、挡舌和吸唾,避免药物接触口腔软组织。

(2) 修复性治疗护理

① 用物准备：口腔检查基本器械；窝洞预备器械包括高、低速手机,钻针,挖匙；充填器械包括瓷粉充填器、蜡刀；修复器械包括按洞形准备成形片,Ⅱ类洞用不锈钢成形片,Ⅳ类洞用聚酯薄膜片,形片夹等；材料包括酸蚀剂、黏结剂、树脂材料(深龋要保髓剂、玻璃离子垫底材料)、光固化机、小毛刷、乙醇棉球、复合树脂等；调𬌗、抛光器械包括咬合纸、金刚砂针等。

② 护理配合：

- 窝洞预备护理。
- 协助暴露术野,及时吸唾,保持术野清晰干燥。
- 酸蚀：夹棉卷隔湿,及时吸唾,医师持三用枪吹干患牙后,递送酸蚀剂处理牙面,涂布约1 min后冲洗患牙,及时吸干冲洗液,递送镊子更换棉卷,重新隔湿；及时吸唾,保持干燥。
- 黏结：用一次性小毛刷蘸适量黏结剂递送给医师涂布窝洞(分牙本质或牙釉质),轻吹黏结剂使其均匀涂布；递光固化灯固化(照射前光导纤维表面包一层一次性透光避污薄膜,防止交叉感染)。
- 复合树脂充填：用充填器一次取足量材料,从窝洞的一侧送入,以排除空气,防止气泡形成。深洞要分层充填、固化,每层厚度为2~3 mm,直至填满窝洞,基本恢复外形,每层光照时间(参看产品说明)一般为20~40 s。
- 修整外形调整咬𬌗：充填完毕递咬颌纸检查咬合情况,更换调牙𬌗钻针。
- 打磨抛光：慢机装上抛光砂片,依次先粗后细打磨。或用橡皮轮蘸打磨膏抛光。

(冯　婷　徐庆鸿)

第七章

一、A 型题
1. A 2. D 3. B 4. C 5. B 6. C 7. B 8. B 9. C 10. C

二、X 型题
1. AB 2. ABCD 3. ABC 4. ABCD 5. ABCDE 6. ABD 7. ABD 8. ABCDE 9. ABCD 10. ACD

三、名词解释
1. 骨结合：骨结合是指种植体表面与具有活性的骨组织之间在功能和结构上的直接结合，界面无纤维组织介入。

2. 种植二期手术：种植二期手术是指在种植体愈合期后，取出覆盖螺丝，安装愈合基台，必要时进行软组织处理，形成种植体穿龈袖口，有时还需同时取出钛钉、不可吸收性屏障膜等。

四、简答题
1. ①根据种植体植入的时间不同可分为即刻种植、早期种植及延期种植；②根据术中是否需要分离黏骨膜瓣，可分为翻瓣种植术及不翻瓣种植术；③根据种植体愈合期，种植体埋置于软组织内还是暴露在口腔，分为埋入式种植和非埋入式种植。

2. 与常规义齿相比，种植义齿具有以下优点：①支持、固位和稳定功能较好；②避免了常规固定基牙预备引起的牙体组织损伤；③义齿无基托或基托面积较小，具有良好的舒适性。

3. 种植戴牙后病人健康指导：①戴牙后 24 h 内勿使用患侧进食，避免过热、过冷、过黏、过硬食物；②在戴牙后初期可能会出现牙龈肿胀、邻牙酸胀感，一段时间可自行消失，如长期不适，应及时复诊；③口腔卫生指导：指导病人有效的口腔清洁，保持良好的口腔卫生习惯，特别是种植基桩周围的清洁，并教会病人常用口腔保健用品的使用，包括牙线、牙间隙刷、冲牙器、漱口水等；④告知病人应尽量戒烟戒酒；⑤有特殊咬合习惯的病人，如夜磨牙、深覆合、深覆盖应使用磨牙垫；⑥一般建议病人戴牙第一年第 1、3、6、12 个月复诊，以后每年复诊 1～2 次，复诊时间并非一成不变，可根据检查结果调整复诊计划，必要时适当缩短。

五、案例分析
该病人主要的护理诊断及护理问题：

(1) 有感染的危险　与创伤性手术有关。

(2) 组织完整性受损　由牙列缺失所致。

(3) 恐惧与焦虑　与惧怕手术、陌生的治疗环境，以及对手术预后的担忧有关。

(4) 语言沟通障碍　与前牙缺损、缺失导致发音不清有关。

(5) 知识缺乏　缺乏对口腔种植修复治疗方法及口腔保健相关知识的了解。

牙种植体植入术术后护理措施如下：

(1) 病人护理　关闭手术灯，告知病人手术完成，依次取下吸唾管、无菌单、治疗巾，调节椅位至坐位病人休息 3～5 min；询问病人无不适后，送病人出治疗室交接给家属。

(2) 健康指导

① 指导病人遵医嘱用药。

② 饮食指导：告知病人术后食用温凉清淡流质饮食，手术当天勿用患侧咀嚼食物，勿饮酒、吸烟。

③ 保持口腔卫生：除术区外，口腔其他区域常规清洁，术后 24 h 内禁止牙刷刷头触碰术区，避免引起伤口出血，可用漱口液漱口，防止食物残渣残留。

④ 冰敷：指导病人术后 24～48 h 冰敷，以减轻伤口水肿反应。

⑤ 做好复诊预约：一般术后 7～10 天拆线。

（3）用物处理　分类处理使用过的器械及一次性用物。

（林　洁）

第八章

一、A 型题

1. A　**2.** A　**3.** C　**4.** A　**5.** D

二、X 型题

1. ABCDE　**2.** ABC　**3.** ABCD　**4.** ABCE　**5.** ACD　**6.** ABCD　**7.** ABCDE
8. ABCD　**9.** ABCDE　**10.** ABCD　**11.** BCD　**12.** ABC

三、名词解释

1. 跌倒损伤：指病人在医疗机构任何场所，未预见性地倒于地面或倒于比初始位置更低的地方，并造成不同程度的伤害甚至死亡。

2. 晕厥：指一过性全脑血液低灌注导致的短暂意识丧失，特点是发生迅速、一过性、自限性并能够完全恢复。

3. 诱发癫痫：是一组由一种或多种外界刺激因素引起的脑部神经元异常放电导致的临床综合征。表现为运动、感觉、意识、精神、自主神经功能等不同障碍，具有发作性、短暂性、重复性和刻板性特点。

4. 皮肤黏膜撕裂伤：是外力作用于组织牵拉造成的皮肤或皮下的组织撕裂，表现为皮肤和软组织有裂口。

四、简答题

1. 病人预防跌倒损伤的健康宣教包括：①了解预防跌倒相关医疗知识；②病人自身及常用生活用品准备；③病人周围活动区域畅通；④饮食全面均衡易消化；⑤使用高跌倒风险药物，药效期内宜限制活动；⑥掌握预防跌倒损伤应对技巧；⑦跌倒高风险病人专人陪伴；⑧保持良好心态，避免跌倒恐惧症。

2. 低血糖晕厥病人的健康宣教包括：①病人了解低血糖晕厥相关医疗知识及危害，预防是治疗关键；②祛除诱因，治疗前适当进食，避免长时间空腹；③指导病人适当调整或改变生活方式；④出现晕厥发作先兆症状，如眼前黑矇、乏力等，立即就近坐下或平躺休息，呼救寻求帮助。有晕厥史病人外出最好有家属陪伴。

3. 诱发癫痫病人的健康宣教包括：①指导病人正确认知诱发癫痫发作因素，避免不良刺激,提高病人的自我保护意识;②积极治疗原发病,坚持服药,定期复诊;③饮食清淡,营养均衡,避免暴食暴饮;④作息规律,睡眠充足,限制有危险的活动,如游泳、骑车、登山等;⑤工作有度,避免劳累及风险刺激较高的职业;⑥保持心情愉悦,情绪稳定,面对疾病积极乐观自信;⑦外出活动时最好结伴而行,必要时随身携带个人信息卡。

4. 预防小器械误吞的措施有:①在治疗前,告知病人诊疗过程中的注意事项,如头部不可随意摆动、不要频繁做吞咽动作等;②加强与病人沟通,交代小器械滑脱发生的可能性,告知病人配合的要点,缓解其紧张情绪,有利于更好的配合;③医生选择手指接触面粗糙的手套;④根管器械栓安全绳;⑤对张口度小或者受限的病人,可提供咬合垫置于上下牙间,协助病人张口;⑥在操作前提示医护集中注意力,采取规范的操作。

5. 常见口腔的黏膜皮肤损伤可分为擦伤、撕裂伤、刺伤或扎伤、烧灼伤。

五、案例分析

1. 该病人主要的紧急救治措施:

① 立即将病人置于平卧位,松解衣领,保持呼吸道通畅。

② 协助医生查找病因,对症处理。若低血糖晕厥,轻症病人可口服糖水、含糖饮料或进食糖果、饼干等,症状可很快消失。严重低血糖者,建立静脉通道,遵医嘱给予50%葡萄糖液静脉注射,继以5%~10%葡萄糖液静脉滴注。必要时,根据病情变化,遵医嘱每15~30 min监测血糖1次,直至病情好转。

③ 密切观察病人神志意识、生命体征及病情变化,需要时给予心电监测。并做好晕厥发生时间、症状及发生过程等相关记录。

④ 加强心理护理和人文关怀。提供与晕厥相关的医疗信息,鼓励病人说出心理感受,缓解其焦虑、紧张情绪。

该病人主要的护理预防措施:

① 治疗前评估,了解病人有无空腹,既往疾病史、服药史及过敏史等。

② 进行治疗前知情同意告知,帮助病人了解配合治疗注意事项,缓解其焦虑恐惧。

③ 去除诱因,指导病人治疗前适当进食,避免空腹。紧张时进行深呼吸,放松心情。

④ 治疗时医护人员态度和蔼,操作轻柔。调整椅位前宜告知病人,避免体位突然变化。

⑤ 治疗过程中注意观察病人面色及治疗反应。如行心电监测,注意心率、呼吸、血压、血氧饱和度的数值变化,发现异常及时报告医生处理。

⑥ 治疗后病人离开牙椅时护士提醒病人动作缓慢,或主动帮扶。

⑦ 有晕厥史的老年病人就诊期间最好有家属陪伴。

⑧ 医疗环境宜整洁安静,空气流通,温湿度适宜。

2. 该病人主要的护理预防措施:

① 治疗前评估病人年龄、心率、血压,是否空腹,既往用药史、跌倒史、全身情况等。

② 根据跌倒风险临床判定法或Morse跌倒风险评估量表对病人进行治疗前、治疗后的跌倒风险等级评估。

③ 根据跌倒风险评估等级进行相应的防跌倒安全告知,高风险病人宜佩戴防跌倒警示标识。

④ 护士应主动提供帮扶,提醒动作宜缓慢。必要时,跌倒高风险病人宜专人陪伴。

⑤ 医疗区域光线明亮,病人活动通道无杂物或障碍物,地面平整无水渍,防跌倒标识清晰。

3. 该病人主要的紧急救治措施:

① 病人平卧,头偏向一侧。

② 保持呼吸道通畅,及时清除呼吸道分泌物。必要时给予心电监测、吸氧,血氧饱和度维持在95%及以上。

③ 病情允许时可将牙垫置于上下牙齿之间,以免舌咬伤;适当约束抽搐的身体,避免坠椅、跌落等意外伤害。

④ 建立静脉通道,遵医嘱给予地西泮、苯巴比妥钠等药物控制发作及其他对症治疗。

⑤ 密切观察病人病情变化。并做好癫痫发作时病人意识状态、主要表现、发作频次、持续时间、用药后效果等相关记录。

⑥ 专人看护,注意保护隐私,提供心理护理和人文关怀,减轻病人焦虑、恐惧情绪。

4. 该病人主要的紧急救治措施:

① 查看病人全身情况,密切监测生命体征,给予心电监护。

② 查看病人呼吸情况,有无呛咳、憋气、窒息等不适。

③ 保持呼吸道通畅,必要时根据医嘱给氧。

④ 小器械误吞至口咽处时,应立即将病人头偏向一侧,调整椅位至平卧或头低足高位,借助重力作用使小器械移动到口腔可见处,协助医生迅速夹出小器械。

⑤ 口内未见小器械时,检查病人口内,应根据病人症状和医嘱进行影像学检查,以判断小器械位置。如误入食道,可内镜取出;如误入消化道,告知病人多吃粗纤维食物,以便妥善排出。

⑥ 小器械误吞,如咳嗽未排出小器械,反而症状进一步加重,存在气道堵塞时,可挤压腹腔急救,取出器械,必要时行气管切开术,请相关专业科室人员协助处理。

⑦ 加强心理护理,了解病人感受,做好安抚工作,缓解病人及家属心理压力。

5. 该病人主要的护理预防措施:

① 治疗前告知病人诊疗过程中的注意事项,如有不适则举手示意,不能随意讲话及转动头部、躯干等。

② 在操作前还应与病人做好宣教及沟通,以取得病人充分配合。缓解病人紧张情绪并宣教张口配合的重要性。

③ 医护规范操作,尽量减少大幅度动作,熟练掌握各种器械的使用。

(徐佑兰 吴 玲 李 晶)

第九章

一、A 型题

1. A   2. B   3. C   4. C   5. C   6. A   7. C   8. D   9. D   10. A   11. B
12. D   13. B   14. C   15. B   16. C   17. C   18. C   19. D   20. B   21. A   22. B   23. A
24. B   25. C   26. D   27. A   28. B   29. C   30. C   31. C   32. D   33. A   34. C   35. D

36. A 37. B 38. B 39. D 40. B 41. C 42. B 43. C 44. D 45. A 46. C 47. B
48. C 49. A 50. D 51. C 52. A 53. C 54. B 55. C 56. C 57. A 58. A 59. A
60. B 61. B 62. D 63. B 64. B 65. B 66. C 67. D 68. D 69. B 70. B 71. A
72. A 73. C 74. A 75. D 76. B 77. C 78. D 79. A 80. B 81. B 82. D 83. B
84. B 85. A 86. D 87. D 88. A 89. C 90. B 91. B

二、X 型题

1. BCD 2. ABC 3. ABCD 4. ABD 5. ACDE 6. ABCD 7. ABCDE
8. ABC 9. ABC 10. ABCDE 11. ABCDE 12. BCD 13. ABC 14. ABC
15. ABCDE 16. ABCDE 17. ABCDE 18. ABDE 19. ABDE 20. ABCDE 21. ABCDE
22. ABC 23. ACDE 24. ACDE 25. ABCDE 26. ABDE 27. ABCDE 28. ABDE
29. ABDE 30. ABCDE 31. ABCD 32. ABD 33. ABCD 34. ABCD 35. ABCDE
36. ABD 37. ABC 38. ABC 39. AB 40. BCDE 41. CE 42. AD 43. ABCD
44. ABCDE 45. ABCDE 46. ABC 47. ABCE 48. ABCD 49. ABCE 50. ABCD
51. ABD 52. ABCDE 53. ABCDE 54. AB 55. ABCDE 56. ABCE

三、名词解释

1. 麻醉：是指用药物或其他方法使病人完全或部分失去感觉，达到手术时无痛的目的。

2. 清醒延迟：全身麻醉手术结束后超过2h病人意识仍未恢复，对刺激或语言不能做出有思维的应答，即可认为麻醉清醒延迟。

3. 围手术期：是指从病人确定手术治疗时起，到与这次手术有关的治疗基本结束为止的一段时间，包括手术前、手术中及手术后期3个阶段。

4. 智齿冠周炎：是指第三磨牙（智齿）萌出不全或阻生时，牙冠周围软组织发生的炎症。

5. 颞下颌关节紊乱病：是指累及颞下颌关节或咀嚼肌系统，具有疼痛、弹响、张口受限等相关临床表现的一组疾病的总称。多为功能紊乱，可发展为关节结构紊乱，甚至出现器质性破坏。

6. 颞下颌关节脱位：是指髁突滑出关节窝以外，超越了关节运动的正常限度，以致不能自行复回原位者。

7. 颞下颌关节强直：是指由于疾病、损伤或外科手术而导致的关节固定，运动丧失。

8. 唇腭裂的序列治疗：是指在先天性唇腭裂的整个治疗周期内，联合包括正畸、麻醉、外科、儿科、护理、语音、心理等多学科的专业组织共同组成专门的序列治疗组（TEAM），根据病人的畸形程度和所造成的生理及功能的影响，从其出生到长大成人的每一个生长发育阶段的适当年龄，制定有序的治疗计划，设计合理的治疗方案按序治疗，并对病人每阶段的治疗结果进行实时动态评价，及时修订治疗计划、调整技术方案，最终使病人无论在面部形态、功能以及心理上均能达到与正常人一致或接近一致的目的。其中"序"是指治疗时间的顺序，"列"是指横向的各学科治疗方法的排列组合。

9. 牙颌面畸形：是指因颌骨发育异常引起的颌骨体积、形态以及上下颌骨之间，与颅颌面其他骨骼之间的关系异常，以及随之伴发的牙颌关系、口颌系统功能异常与颜面形态异常。

10. 日间手术：是指病人入院、手术和出院在1个工作日内完成的手术，不包括在诊所或医院开展的门诊手术。

四、简答题

1. 护士应评估：①生命体征；②意识恢复情形；③呼吸道是否通畅，是否留置口(鼻)咽通气道及气管内插管；④皮肤的颜色、温度、湿度；⑤引流管是否通畅，引流液的颜色，伤口出血、渗血情况；⑥出入量及静脉通道是否畅通。

2. 手术病人早期的身心准备主要包括：①有效缓解病人的焦虑恐惧心理；②补充营养；③预防感染；④完善常规术前检查及填写手术、麻醉志愿书。

3. 手术前期消除病人的焦虑、恐惧心理的措施有：①详细的入院介绍；②鼓励病人表达害怕及担心的事项；③耐心细致地做好健康教育；④减轻病人对手术室的恐惧；⑤增加病人对全麻后苏醒过程的了解；⑥安排娱乐性活动；⑦帮助获取社会支持。

4. 颌面外科病人手术后维持正常呼吸功能的护理措施有：①密切观察病人呼吸的速率、节律及深度；②观察病人有无鼾声、喘鸣等其他异常表现；③保持呼吸道通畅；④鼓励病人深呼吸、咳嗽。

5. 口腔冲洗操作时应注意：①边冲洗边吸引，及时吸净口腔内液体，以免病人发生误吸、呛咳；②冲洗液应避开舌根及咽后壁，以免病人发生误吸；③对口腔内有植皮或皮瓣转移者应注意保护，不可直接冲洗皮片或皮瓣处，以免影响皮瓣成活。对有植皮或皮瓣转移者，不用过氧化氢冲洗，以免影响皮瓣成活；④对口腔行结扎丝固定的病人应注意冲洗结扎丝间隙，保持固定牢靠，并注意避免结扎钢丝断端刺破黏膜；⑤操作应轻柔，避免损伤病人口腔黏膜及牙龈。

6. 负压引流的护理措施有：①正确连接负压引流装置；②保持负压引流通畅；③准确记录引流液量；④观察引流物颜色；⑤维持适当的负压吸引力；⑥适时拔除引流管；⑦防止引流瓶内容物逆流。

7. 牙拔除术后病人的健康指导内容有：①拔牙当天不能漱口或只能轻轻用漱口液含漱，以免冲掉血凝块，影响伤口愈合；②拔牙后不要用舌舔吸伤口或反复吐唾、吸吮，以免由于增加口腔负压，破坏血凝块而引起出血；③拔牙后1h可进温软食物或流质饮食，不宜吃太热太硬的食物，以免造成出血；④若术后有明显的大出血、疼痛、肿胀、发热、开口困难等表现，应及时复诊；⑤伤口有缝线者，嘱术后5~7天拆线；⑥拔牙术后2~3天唾液中可有少量血性液体，为正常现象；若唾液中含大量血凝块或鲜红血液，应及时复诊。

8. 口腔颌面部感染的特点：①与外界相通，多腔窦，多细菌，易感染；②牙齿的存在，牙源性感染是主要感染来源；③筋膜间隙疏松，抗感染能力低，互相交通；④血液及淋巴循环丰富，缺少静脉瓣，易扩散。

9. 颞下颌关节脱位的治疗原则：①急性脱位者，及时手法复位；②复发性脱位者，考虑硬化剂或手术治疗；若复位性关节脱位硬化剂治疗无效，则可以采用手术复位治疗；③陈旧性脱位者，一般以手术复位为主。

10. 颞下颌关节脱位病人的出院健康指导

(1) 饮食指导　①手法复位病人建议1周内进软食，手术病人鼓励进食营养丰富、清淡饮食，流质2周，半流质1周，软食1周，逐步过渡到普食；②禁烟、酒及刺激性食物。

(2) 行为知识指导　对病人进行疾病预防知识教育，纠正不良生活习惯。

(3) 关节保护指导　①避免过度寒冷刺激；②局部进行按摩；③避免张口过大；④改变不

良的生活习惯。

(4) 口腔卫生指导　教会病人清洁口腔的方法,保持口腔清洁。

(5) 遵医嘱定期复查。

11. 手术病人术前护理包括

(1) 心理护理。

(2) 口腔护理　保持口腔清洁,用含漱液漱口。

(3) 术前准备

① 做好皮肤准备:口内手术病人口周备皮;腮腺区手术备皮范围为患侧腮腺区发际上三横指;下颌下腺区为口周、病人下颌下直径 15～20 cm 区域。

② 术前 3 天戒烟,并教会病人有效咳痰的方法。

③ 影响进食者,指导病人进软食或半流质等有利于吞咽的饮食,观察并记录病人进餐量及质量,及时给予相应饮食调整指导,必要时给予鼻饲或静脉营养。

④ 评估病人疼痛的程度、病人对疼痛的耐受情况,协助病人使用恰当的、无创伤的解除疼痛的措施,必要时遵医嘱给予止痛药物并观察用药后反应。

⑤ 消除病人术前紧张情绪,协助病人放松,促进睡眠,必要时给予镇静剂。

12. 术后需进行负压引流的护理:若使用引流管,保持引流管通畅;若放置有引流条或负压引流管,应注意防止引流管的扭曲、受压、脱落;观察引流液的性质、量、颜色,发现异常及时通知医生并协助给予处置。

13. 唇腭裂病人的喂养指导

(1) 注意喂养体位　可采用坐位、45°角或直立怀抱位;面对面喂哺以利于观察进食情况;少食多餐。

(2) 不完全性唇裂　吸吮奶头或奶嘴时容易漏气导致吸吮不成功,可指导母亲用手指指腹堵住嘴唇缺损的部分,使口腔形成一个密闭的环境以利于奶水顺利流出。

(3) 奶瓶喂养者　应选择十字形开口的奶嘴,而不用圆孔状开口的奶嘴。十字形的奶嘴需要一定的负压才会向外打开,而圆形奶嘴不需压力即可自行流出奶,容易造成患儿呛咳及误吸,导致吸入性窒息。另外,奶瓶应选择软塑料材质可以挤压的瓶身,这样在喂养时可以配合孩子的吸吮动作挤压瓶身,帮助孩子进食。

(4) 强调喂食后拍嗝的方法与正确睡姿　当患儿喝完奶后,家长应及时有效地帮患儿拍嗝,把气体排出;并于拍嗝后半小时左右,选择将其侧卧位或是头偏向一侧平卧位,以免因溢奶、吐奶而引起窒息。

(5) 唇腭裂手术患儿　不需要改变其喂养方式及喂养习惯,患儿仍然可以沿用术前的进食习惯,比如采用母乳喂养、奶瓶喂养等。

(6) 住院期间应避免更换奶粉,以防止腹泻。

14. 腭裂术后伤口的观察与护理要点:

① 观察伤口有无渗血、渗液、肿胀、淤血、青紫等。

② 腭裂术后对口内伤口的观察,因是否放置碘纺纱布而不同;未放置纱布者其伤口观察较为直观;部分裂隙较宽的腭裂术后为保护创面,减少出血,在腭部伤口处覆盖一块碘纺纱布,需

要病人张口并发"啊"音,或以棉签,压舌板按压舌体才能充分暴露软腭部位。此类病人需密切观察口内敷料有无松动脱落堵塞呼吸道,并注意观察敷料或分泌物的颜色。

③ 观察病人有无呛咳及频繁吞咽、血压的变化以判断伤口是否出血。

④ 正常情况下,手术当天病人口、鼻腔内可能会有少许淡血性分泌物,其颜色会逐渐变淡。

⑤ 病人全麻清醒后,由于疼痛、饥饿,以及碘仿纱布的特殊气味,易烦躁哭闹,使伤口张力增加,刺激创面出血,应注意安抚患儿,并注意避免患儿自行抓挠伤口。

⑥ 腭裂术后如有少量鼻腔渗血可以给1%盐酸麻黄碱滴鼻,或填塞鼻腔止血。

⑦ 腭裂术后碘仿纱布拆除时间根据手术方式不同而定,可分别在术后3~7天进行;伤口使用可吸收线,不必拆线。

15. 牙颌面畸形的病因较为复杂,种类繁多,通常是由先天性的因素或后天性的因素,或者由两者联合影响所致。据国内外流行病学调查资料显示,人群中约有40%有错𬌗畸形,其中约5%为颌骨发育异常引起的牙颌面畸形。

(1) 先天性因素 可由基因遗传或胎儿发育期的母体内环境影响导致发育畸形,如先天性唇腭裂发育畸形。

(2) 后天性因素 从婴儿到少年的生长发育阶段,任何引起牙颌系统发育障碍的因素均可导致牙颌面畸形的发生,如代谢障碍和内分泌功能失调、儿童不良习惯、损伤及感染等所引起的颌面发育畸形。

16. 牙颌面畸形病人的治疗必须按照严格的治疗程序进行,才能获得最佳预期效果,具体治疗程序:术前正畸治疗、手术治疗、术后正畸治疗。

17. 牙颌面畸形病人术前的护理评估内容:

(1) 健康史 询问病人有无鼻炎、扁桃体炎、佝偻病等可引起错𬌗畸形的相关病史,有无家族遗传史,有无高血压、心脏病、血液疾病等。了解病人心肺功能、凝血功能等情况。了解病人是否感冒、月经是否来潮等。

(2) 身体状况 颜面部发育畸形,呈对称或非对称,畸形可单独或同时发生在上颌骨及下颌骨;𬌗异常,如错𬌗、咀嚼功能异常。

(3) 辅助检查 牙颌模型分析、颜面及牙颌拍片、X线拍片、X线头影测量、全身和口颌专科检查、颅面三维CT或MRI检查。

(4) 心理-社会状况 评估病人和家属对该疾病的理解及通过治疗想要达到的效果;对正畸—正颌联合治疗的配合和耐受力;病人和家属对治疗相关知识及常规护理知识的掌握程度以及对手术风险的承受能力等;病人和家属对治疗费用的承受能力等。

18. 口腔颌面外科日间手术病人术前注意事项和配合要点包括:

① 根据手术类型完成术前检查项目,牙结石过多者行牙周洁治。

② 术前沐浴洗头,洗净指甲油,剪短指(趾)甲,清洁全身,注意防止感冒。

③ 术前晚清淡饮食,使用开塞露通便。

④ 术前晚放松心情,保持舒适与睡眠。

⑤ 局麻手术病人,术晨可进食清淡、易消化食物;全麻手术者,成人术前禁食8h,禁饮4h。

⑥ 手术当日不佩戴首饰,不使用金属发夹或金属橡皮圈,长发者梳理后扎成小辫,不化妆。

⑦ 佩戴假牙者,术前需摘下假牙,妥善保管。

19. 口腔颌面外科日间手术病人术后护理包括:

① 密切观察病人生命体征及病情变化,减少并发症发生。

② 麻醉苏醒前保持平卧位,头偏向一侧,防止因舌后坠阻塞气道,防止呕吐物或分泌物所致的误吸。

③ 麻醉苏醒后可采用自由舒适体位,鼓励病人早期下床适量活动。

④ 加强病人口腔护理及其他基础护理,了解心理状况,加强心理护理。

⑤ 病人清醒后 2h 可试饮少量清水,如无呛咳、误吸等情况发生,半小时后可进食流质饮食,以后逐渐过渡到半流质饮食。

⑥ 密切观察伤口肿胀、出血情况。颈部和口底手术后可能因血肿、肿胀导致上呼吸道阻塞,需仔细观察,及时处理。

⑦ 口腔颌面外科日间手术创伤较小,一般疼痛不剧烈,可以口服镇痛药物为主。术前口服塞来昔布 200～400 mg 用于预防性镇痛,对乙酰氨基酚和非甾体抗炎药用于术后多模式镇痛。

⑧ 记录出入液体量,了解病人排便情况,避免发生液体补充不足或排出异常等情况。

五、案例分析

1. 局麻后常见的全身并发症(晕厥)。护理措施:①立即停止注射;②迅速将病人平卧,松解衣领,置病人于头低足高位,保持呼吸道通畅;③意识丧失者立即嗅氨水或乙醇,用针刺或指压人中穴等方法帮助苏醒;④心电监护,密切观察生命体征变化;⑤吸氧、保暖;⑥遵医嘱静脉注射 50％葡萄糖或 10％葡萄糖液静脉滴注。

2. 该病人的护理诊断:

(1) 无效性呼吸形态　与痰液分泌较多及不能有效排痰有关。

(2) 体温升高　与颌面部间隙及肺部感染有关。

(3) 语言沟通障碍　与气管切开有关。

(4) 营养失调　与留置饮食及进食较少有关。

(5) 焦虑　与担心家庭经济情况及疾病预后有关。

护理措施:

(1) 病情观察　病人入院后密切监测并记录病人体温、脉搏、呼吸、意识、面容、尿量及伤口情况的变化,如有异常立刻通知医生并配合医生实施相关的抢救措施。

(2) 做好气套管的护理

① 对病人的气管切口进行严密观察,注意出血征象,切口局部应尽量保持干燥与清洁。根据切口敷料的清洁度及分泌物的多少,确定换药次数,通常情况每日更换敷料 1～2 次。如发现纱布有痰液浸渍,应立刻更换并对切口四周以 0.5％碘伏消毒,创口消毒每天 2 次。

② 呼吸道湿化,对气套管湿化,降低痰液黏稠度,减少痰痂的形成和导管堵管的发生。

③ 加强吸痰护理,严格遵守无菌操作原则,充分吸出气管、口腔及鼻腔内的分泌物,注意使病人吸气时肺部达到充分膨胀,吸痰前后均给予纯氧 2～3 min,每 8 h 给予雾化吸入 1 次。根据痰液细菌化验分析结果遵医嘱给予相应药物吸入。

④ 提高护士抬高床头的依从性,保证无禁忌证病人体位维持床头抬高 30°～45°。管道妥善

固定,并注意巡查是否发生脱出。

(3) 强化基础护理　由于病人病情较重、机体抵抗力下降,要做好口腔护理及会阴护理,必要时进行口腔分泌物细菌培养及药物试验;选择适当的口腔护理液,保持皮肤清洁干燥,定时更换体位,床铺整洁,按摩受压部位的皮肤,防止皮肤受压持久破溃增加感染机会。

(4) 饮食的护理　通过胃管为病人提供高热量高蛋白低脂富含维生素的流质饮食,每次进食前要确认胃管在胃内,每次进食量不超过 200 ml,间隔时间不少于 2 h,温度适宜,必要时通过静脉营养支持。

(5) 心理护理　由于病人病程长,住院天数多,易产生焦虑急躁的情绪,护士要更关心和鼓励病人,使其保持稳定的情绪。根据病人的需求特点选择恰当的方法做好健康教育,积极控制原发病早日康复。

3. 心理护理:对病人的焦虑程度及躯体情况做全面细致的评估,及时掌握病人的心理状态及变化,及时给予相应的心理干预。了解病人及家属对应激的应对及社会支持系统的情况,鼓励病人表达自己的情感。耐心向病人解释、宣传疾病相关知识。增加病人安全感。

术前护理诊断
(1) 体液不足　体液丢失过多及摄入不足导致体液不足。
(2) 体温过高　致病菌毒素吸收入血导致体温升高。
(3) 疼痛　腮腺区肿胀导致腮腺区疼痛。
(4) 吞咽障碍　与疼痛有关。
(5) 焦虑、恐惧　与病人对疾病知识缺乏了解、病情重、进展快有关。
(6) 知识缺乏　缺乏急性化脓性腮腺炎病因及治疗的相关知识。
(7) 语言沟通障碍　与局部疼痛、肿胀有关。
(8) 潜在并发症　脓毒血症、颅内感染、窒息等。

术后健康指导:
① 保持口腔清洁卫生,每天早晚刷牙,饭后漱口,定期行牙周洁治术,保持口腔清洁。
② 对体质虚弱、长期卧床、高热或禁食而易发生脱水的病人应多饮水,保持体液平衡,加强营养。
③ 增加咀嚼运动,例如嚼口香糖。
④ 进食刺激唾液分泌的酸性饮料或食物,刺激唾液的分泌,增强口腔冲洗自洁作用。

4. 心理护理:根据病人的身体状况,做好心理疏导,给予心理支持,消除或减弱心理因素对疾病的影响。告知病人治疗的方法以及手术的目的和必要性,使其对疾病有正确的认识,积极配合治疗。

术后护理:
(1) 体位　取半卧位或头高脚低位,有利于伤口引流,减轻头面部肿胀,减轻疼痛。
(2) 口腔护理　保持口腔清洁,用含漱液漱口每日 3~4 次或口腔冲洗每日 2 次,防止感染。
(3) 保持呼吸道通畅　保持呼吸道通畅,床边备吸引器,及时将病人咽部的分泌物或血液吸出。
(4) 保持引流管通畅　引流管不打折受压,保持引流通畅,密切观察引流液的量、色、性状。

术后若放置有引流条或负压引流管,应注意防止引流管的扭曲、受压、脱落。如果短时间内有大量血液流出,需警惕,及时通知医师并处理。

(5) 饮食护理　术后进食流质 2 周,半流质 1 周,软食 1 周,逐步过渡到普食。

(6) 减轻局部肿胀和疼痛　抬高床头 30°～40°,伤口局部加压包扎 5～7 天;术后 3 天应用激素类药物;疼痛无法忍受时,遵医嘱使用止痛药或止痛泵,注意用药反应;术后冷敷 24 h。

(7) 关节运动功能恢复

① 术后早期关节运动功能训练至关重要:一般病人术后 8～12 h 就可以开始关节运动功能训练,每日 5 次,每次 5～10 min。训练内容包括开闭口、前伸、后退及左右侧方运动训练。具体方法为:

- 嘱病人将双手示指和拇指分别置于双侧下颌切牙及上颌磨牙部位,做有节律的开闭口练习,每次间隔 1～2 s。
- 嘱病人用切牙咬住一个棉卷或软木棍,左右滚动,以进行双侧侧方运动练习。
- 下颌前伸、后退练习。上述 3 种训练动作可以循环交替来做,每一种练习重复 20 次。
- 对抗性开口训练:嘱病人舌尖抵住上切牙舌侧面,双手持一弹性绷带置于颌下进行开口练习。
- 指导病人将舌尖抵住上腭后 1/3,舌保持此位置进行开闭口训练。
- 专用被动开口器训练:应用不同类型的被动开口练习器,指导病人以手挤压操纵的被动开口训练器和持续被动开口练习器练习。

② 使用吊颌绷带加磨牙橡皮垫或颌间牵引病人,术后 1 周内,应限制下颌运动,拆线后开始做张口训练。

术后健康指导:

(1) 饮食指导　鼓励病人进食营养丰富、清淡、流质 2 周,如豆浆、牛奶、鸡汤、鱼汤、排骨汤等;半流质 1 周,软食 1 周,1 个月后进普食。术后半年内注意避免食用坚硬食物,避免偏侧咀嚼。禁烟、酒及刺激性食物。

(2) 行为知识指导　对病人进行疾病预防知识教育,消除或减弱发病因素。纠正不良生活习惯,避免长期伏案、低头等。

(3) 关节保护指导　避免过度寒冷刺激,天气转凉时用热毛巾热敷患处。保护关节,避免外部创伤。

(4) 口腔卫生指导　教会病人清洁口腔的方法,保持口腔清洁。

(5) 心理指导　指导病人保持良好的心理状态,避免精神紧张、疲劳、焦虑等精神心理因素。

(6) 功能恢复指导　张口训练 6 个月以上,巩固效果。咀嚼肌康复训练:第 1 周病人缓和主动用力、尽量大张口,逐渐加大训练开口的幅度,每天 4～5 次,每次训练 2～3 min。

(7) 指导病人定期复查　术后 2 周、1 个月、3 个月、6 个月复查,以后视病情而定。

5. 患儿因分泌物误吸导致吸入性窒息。可能的原因:唇裂手术由于麻醉插管的刺激和气管插管压迫呼吸道导致呼吸道黏膜充血水肿,术中镇静剂的使用及术后麻醉药物的残余作用,让病人处于沉睡状态,咽部分泌物容易误吸而导致吸入性窒息。

护理措施:术后应密切观察呼吸频率、节律、动度、对称性、听呼吸音,及时有效抽吸口内、鼻腔内的分泌物,防止缺氧、窒息的发生。麻醉未醒前应平卧头偏向一侧,持续低流量吸氧 2～4L/min;同时观察皮肤、黏膜及口唇颜色,判断有无发绀等。

6. 采取心理护理,针对病人对疾病的担忧和手术的恐惧心理,鼓励病人树立信心和勇气;介绍同种病例术后恢复期的病人与其交流,使其减轻恐惧感,以最佳的心理状态接受治疗。对术后可能出现张口困难、语言及进食困难等问题,均应在手术前告知病人,使其有充分的心理准备。

术前护理要点:

(1) 口腔护理　术前 3 天用漱口液漱口,术晨认真刷牙,清洁口腔。术前 30 min 再次用漱口液含漱至少 5 min 以上,防止术后伤口感染。

(2) 术前准备

① 护士协助病人完成各项检查,并检查各项结果是否正常,各种检查单和知情同意书是否完成并齐全。

② 按外科手术常规做好备皮、备血、皮试等准备。

③ 病人术前 3 天戒烟,并教会病人有效咳痰方法,学会床上使用大小便器。

④ 牙颌面畸形病人由于手术原因,术后颜面、进食方式、交流方式等都有一定的改变,因此护士应在手术前向病人及家属介绍有关疾病知识及治疗计划,让病人认同疾病角色,并积极参与疾病的治疗。

⑤ 术后由于手术区加压包扎或颌间固定,病人可能出现言语不清。在术前,可以教会病人一些固定的手势表达基本的生理需要,或通过书面的形式交流,如准备纸和笔、小黑板,或通过手机短信、微信等方式交流。

(3) 引导板的准备　根据病人手术方式,必要时在手术前 2～3 天根据模型外科制作引导板,保持术后牙颌关系的稳定。

(4) 术日晨的护理

① 认真检查并确保各项准备工作已落实,帮助病人戴好手术腕带。

② 护士再次了解病人是否月经来潮、有无感冒症状、指甲是否有指甲油等。

③ 静脉通道的建立,并在术前 0.5～1 h 内预防性使用抗菌药物。

④ 术晨留置尿管,一般手术时间超过 4 h,则需要在全麻状态下留置尿管,防止全麻术后排尿反射受抑制,或病人术后不习惯在床上使用便器而引起的尿潴留。

⑤ 护士护送病人至手术室,并与手术室护士交接病人。

术后护理观察要点:

(1) 神志和意识观察　对牙颌面畸形病人,手术常规采用全麻方式,术后病人神志和意识的观察非常重要。

(2) 保持呼吸道通畅　由于牙颌面畸形病人的手术、麻醉插管都在口腔内进行,颌面部血管丰富,组织疏松,术后口内伤口和咽喉部充血、水肿明显,因此发生呼吸道梗阻的危险性较大,故应密切观察病人呼吸情况,及时有效地清除口腔和呼吸道内的分泌物。鼓励病人深呼吸和轻咳嗽,排出气道分泌物;观察病人呼吸的节律和频率,监测动脉血氧饱和度,观察病人面色;必要时行雾化吸入,湿化气道,防止痰液阻塞气道。

(3) 防止伤口出血　由于手术在口内进行,视野小,手术部位深,术中很难彻底止血。因此术后应加压包扎伤口,保持负压引流管通畅,并严密观察术后伤口引流物的量、颜色和形状;观察伤口有无渗血、渗液及肿胀度;下颌骨手术应观察病人口底、舌体是否肿胀,伤口有无出血以及颌下区有无肿胀等;上颌骨手术应观察病人咽后壁有无出血和渗血等。一旦发现有出血迹象,应进行加压包扎,肌内注射或静脉输注止血药,必要时应打开伤口进行止血处理。

(4) 减轻伤口局部肿胀和疼痛　术后术区的肿胀和疼痛是牙颌面畸形病人手术后常见的并发症,现临床上常采用静脉输注药物来减轻病人术后的肿胀,并通过留置镇痛泵或肌内注射止痛药物缓解病人疼痛。也可以采用一些辅助的治疗方法来减轻病人术后的肿胀和疼痛,如早期局部冰敷,可以有效地减轻病人面部伤口肿胀、疼痛和出血的发生。手术后当日立即开始冷敷,冷敷时间一般不超过3天,此方法无任何不良药物反应,但护士应注意防止病人冻伤。

(5) 注意观察伤口有无感染　由于手术创伤的反应,手术后病人体温略微升高,变化在0.5～1℃,一般不超过38℃为正常情况。术后1～2天体温逐渐恢复正常,如果术后3～6天病人体温降至正常后突然升高或一直发热,且伴有术区红、肿、热、痛等表现,疑伤口继发感染的可能。因此,护士应注意观察体温曲线变化,遵医嘱给予物理降温或肌内注射退热药物等对症处理。同时,结合血常规结果、伤口分泌物涂片和培养、C-蛋白原反应等检查,进行针对性治疗。

该病人出院时护士应重点做的健康指导:

(1) 饮食指导

① 鼓励病人多进营养丰富、清淡、流质饮食,如豆浆、牛奶、鸡汤、鱼汤、排骨汤等。

② 术后1～3个月内禁忌辛辣刺激、过烫的食物,如麻辣火锅、辣椒、花椒等。

③ 术后1～3个月内禁忌进含活血化瘀中药成分的食物,如当归、红花、枸杞、川贝等中药。手术后如果吃这些食物很可能造成创面再次出现渗血,甚至引发局部血肿,延长恢复过程。

④ 禁忌进易过敏的食物,如海鲜、热带水果等。

(2) 口腔卫生指导　教会病人清洁口腔的方法,保持口腔清洁。

(3) 活动指导　术后3～6个月避免剧烈活动、挤压碰撞患处,如打球。

(4) 洗头、洗澡注意事项　手术后洗头、洗澡最好分开洗,水温不宜过高,洗澡时间不宜过长,一般15～20 min。洗头后不能使用电吹风吹头,以免引起伤口肿胀、出血等。术后1～3个月内不能烫脚、泡温泉、蒸桑拿等,以免引起伤口肿胀、出血。

(5) 指导病人定期复查　一般出院3、6、12个月后复诊。如有不适,应随时就诊。

7. 该病人出院健康指导内容有:

① 出院后口饲管喂温凉流食,拆线后可逐渐过渡到半流食、软食、普食,选择营养丰富的食物。

② 观察口内伤口愈合情况,避免做用力吸吮和鼓气的动作牵拉伤口,影响愈合。术后3天内唾液中可能混有少量血丝和血凝块,属正常现象,如伤口处有新鲜血液成股流出、手术1天后仍有大量血凝块凝集,请立即致电联系或急诊就诊。

③ 每日使用软毛刷,避开伤口周围,于晨晚间蘸取清水或漱口液各刷牙一次,动作需轻柔。餐后先使用温水漱净食物残渣,再使用漱口液漱口,保持口腔清洁卫生。每次漱口后检查是否有食物残渣残留于伤口周围,如可使用清洁棉签在可视情况下去除,动作需轻柔。

④ 居家期间,保持室内空气清新,适量活动,避免剧烈运动。

⑤ 遵医嘱门诊随访换药;如需继续口服药物,请遵医嘱使用;若伤口愈合良好,可于术后7~10天拆线;如使用可吸收缝线,可使其自行吸收脱落。

⑥ 病人出院后如出现伤口出血、肿胀、感染、疼痛加剧或其他并发症,可致电日间手术中心/病房24h电话,或急诊就诊。

(毕小琴　袁卫军　高玉琴　邓立梅　熊茂婧)

第十章

一、A型题(单选)

1. B　2. A　3. A　4. B　5. A

二、X型题

1. ABD　2. ABCD　3. ABCD　4. BCD　5. ABCD

三、名词解释

1. 医院感染:又称为医院内获得性感染,指病人在入院时不存在,亦不处于潜伏期,而在医院内发生的感染,包括在医院获得而于出院后发病的感染。

2. 外源性感染:亦称为交叉感染或可预防性感染,通常是指病原体来自病人体外,如其他病人、病原携带者,包括医务人员及探视者,以及污染的医疗器械、药品、血液制品、用物等的医院感染。

3. 消毒:利用一切理化因子杀灭或清除传播媒介上的病原微生物,使其达到无害化的处理。

4. 灭菌:利用一切理化因子杀灭或清除传播媒介上的全部微生物,包括芽孢。

5. 高度危险口腔器械:穿透软组织、接触骨、进入或接触血液循环系统或其他正常无菌组织的口腔器械。

四、简答题

1. 牙科手机消毒灭菌卫生流程分为:①牙科手机使用后在带针情况下使用牙科综合治疗台水、气系统冲洗内部水路30 s;②将牙科手机从快接口或连线上卸下,取下钻针,去除表面污染物,存放于干燥容器内;③物流人员定时至临床各科室回收使用后手机;④点数、分类、记录;⑤清洗、干燥:人工清洗和机械清洗;⑥注油养护;⑦包装、封口、核数、灭菌、装载;⑧灭菌;⑨储存与发放。

2. 口腔器械处理基本原则有:①凡重复使用的口腔器械,应达到"一人一用一消毒或灭菌";②高度危险口腔器械应达到灭菌;③中度危险口腔器械应达到高水平消毒或灭菌;④低度危险器械应达到中或低水平消毒。

3. 接触乙肝病人的器械发生锐器伤的处理流程为:①立即在伤口旁从近心端向远心端轻轻挤压,尽可能挤出损伤处的血液;②用肥皂水和流动水彻底清洗冲洗伤口;③用0.5%聚维酮碘等刺激性较小的消毒剂消毒,避免造成二次伤害;④如果受伤者无免疫力,则应在伤后24h内尽快接受乙肝免疫球蛋白;若从未接种过乙肝疫苗,则应同时注射第一针乙肝疫苗;若曾接种过乙肝疫苗，则应取血确定抗体水平，如果抗体水平不足，则应补充注射乙肝疫苗；⑤凡疑似乙肝暴露者，均应在有关部门的安排下，在暴露事件发生 24～48 h 内完成自身和暴露源病人血清的 HIV 和 HBsAg 等相关检测，暴露者血清学随访时间为 3～6 月，特殊情况下随访 12 个月，同时根据情况进行相应处理，医疗机构还应为其提供必要的心理援助。

（左　珺　赵佛容）

图书在版编目(CIP)数据

《口腔护理学》学习指导与习题/赵佛容,毕小琴主编. —4 版. —上海:复旦大学出版社,
2022.8
ISBN 978-7-309-16288-2

Ⅰ.①口… Ⅱ.①赵…②毕… Ⅲ.①口腔科学-护理学-教学参考资料 Ⅳ.①R473.78

中国版本图书馆 CIP 数据核字(2022)第 117580 号

《口腔护理学》学习指导与习题(第四版)
赵佛容 毕小琴 主编
责任编辑/张志军

复旦大学出版社有限公司出版发行
上海市国权路 579 号 邮编:200433
网址:fupnet@fudanpress.com http://www.fudanpress.com
门市零售:86-21-65102580 团体订购:86-21-65104505
出版部电话:86-21-65642845
上海四维数字图文有限公司

开本 787×960 1/16 印张 6.5 字数 123 千
2022 年 8 月第 4 版
2022 年 8 月第 4 版第 1 次印刷

ISBN 978-7-309-16288-2/R·1957
定价:25.00 元

如有印装质量问题,请向复旦大学出版社有限公司出版部调换。
版权所有 侵权必究

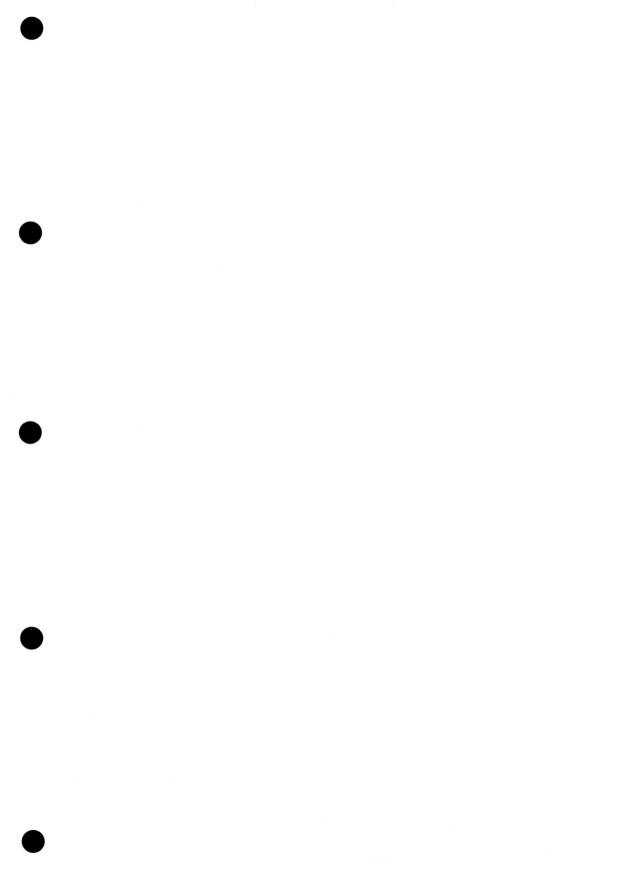

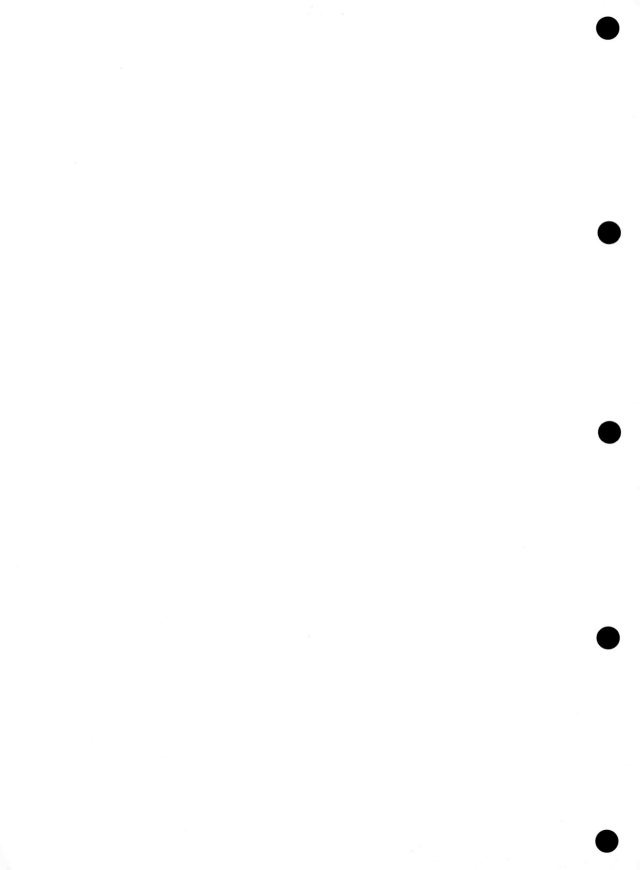